This Book Belongs To

_____

Color Me In

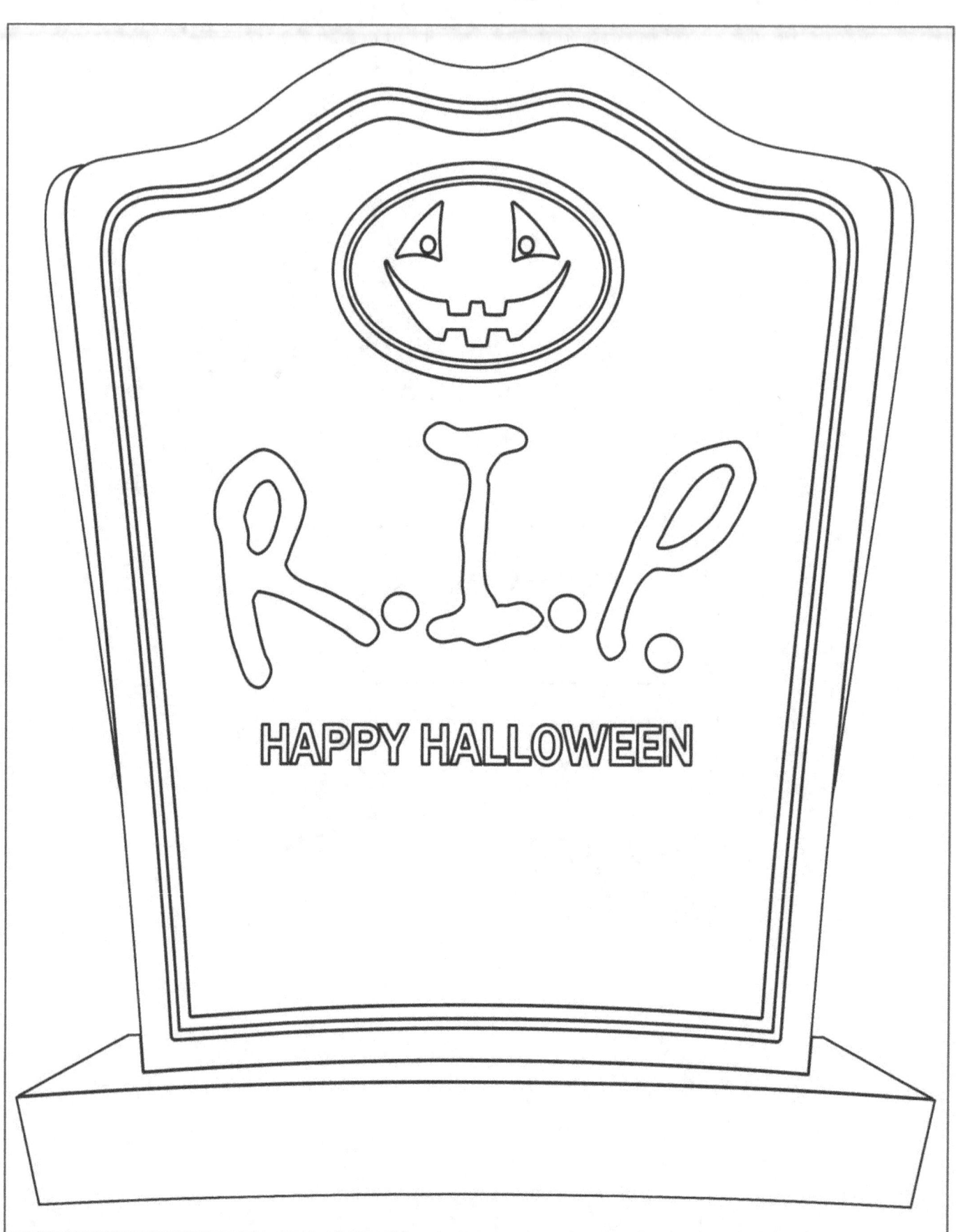

Puzzle #1
EASY

						5		6
7			3		1			
2				5		3		7
	5	7	8	2		1	9	
		4	5	1	7	2	6	
	1	2	9			8	7	
	7	3		4	8			9
5					3			1
						4		

Puzzle #2
EASY

7	3				8	4		
					2		7	8
			3	6		2	5	
	2		8	7		1		
8		7			1		2	
6	1			5		7	8	
5		9	1		4			7
		4	7					6
3			6		5	9		

Puzzle #3
EASY

			3		8	5		6
9						7		
8		7	4	5	9		1	
			7				3	
	3		2	9	1			
2			6			9		1
3		1	8		2		5	
5	4				7			8
6		8		4		1	2	9

Puzzle #4

EASY

3	9				5	2	6	
1			2			9		
	2			9	3		7	5
	4		1	2	6	3	8	9
			9		7		5	2
		2		8				
	7		3	6			4	
			8			5	9	
		8					2	

Puzzle #5

EASY

		6			8	9		5
9	8	1						6
		2		7		8	3	1
		4			6		9	7
8		7	3	9	5	1	6	4
			4	1				2
	3		7		1			9
			2					
7			9					8

Puzzle #6

EASY

			7				4	
7				8			5	2
6	1		9			3	8	
		1			5			
					7	4		
			8	2	1		7	9
1	5					7		3
3	6			7	8	1		
9		7	6		3	8	2	

Puzzle #7
EASY

3		5	8	4			6	9
	9	8	3	2				
6	1	2	5	9	7			4
2		4					7	1
			4		5	3		2
							8	6
	2		9					
	8		2			9	4	
				6		1		3

Puzzle #8
EASY

		2			9	1		
	1	5			8		6	3
6			1			8		4
	3					6	1	2
					2			
2	9	7		1				5
7	4	8		3		5	2	1
3	2	6		7		9		
				8	4		7	

Puzzle #9
EASY

		1	4			3		
3	8			7	5			4
				9	1	5	2	8
						4	5	9
6	4		9		8		1	
	2	5						3
			8		6		3	
8	3				9		6	5
1	6			3	7	8		

Puzzle #10

EASY

	3		9			6	4	
		2	4	7	5			
8	4		1			7		
	1		2				7	
	5			9		1		4
9	2						8	5
3	7			4		2	1	
5		1			2		9	7
	9					5		3

Puzzle #11

EASY

6	2		7		1	8		
		8	6	4	9	7	2	5
		4			8	3		
4	1					2	8	
	5					1	4	7
8	9	7	4					
					6			2
	4		3	9				8
5	6			2		9		3

Puzzle #12

EASY

7		8	9				5	6
	1		7	5			3	
2	5			6		7	9	
5					7			3
3		1		9		6		
6	4		8		5	9		1
	2		4				6	
4		9			3	8		2
8						3		

Puzzle #13
EASY

3		6		7	1			9
		7		5			8	
1	2			3				4
	9		1		5			
				8	7	9	1	3
		2			3	6	5	7
	7	1		2	8			
	5	9		1	6	2		
							7	6

Puzzle #14

EASY

9	3		8		2			7
8	7						4	3
2					7		6	9
		8	3	7		9	2	
1	4		9		5	3		
	2	9	4			7		5
	5			9	6		3	
6				8		5	7	1

Puzzle #15

EASY

7			3	2				8
2		1		8	6		4	9
5	4			1		6		3
	8				3		6	
		5	6			9		1
		4			2		3	5
		7	2			4		6
	1		8	6	5			7
				7	1		8	

Puzzle #16

EASY

9			2		5	6		
	4					7	8	5
	3							1
7	1	5		3				
	9		6			5	4	
	2		8		7	3		9
			5	1			7	
4	5	3		6				8
	7	2		4		9	5	6

Puzzle #17
EASY

			2	1	6	4		
6						7	2	3
4	8	2	7					5
9	7		1	2				6
					8	1	7	
		4			7			
			8	4		2		
			6			5		1
	2				3	9	4	8

Puzzle #18

EASY

	1			5			9	6
	7	3	6	8			5	
	6			7	2		8	
	9	1					4	
7					9	8		
6		2	7				3	5
1		9	3	2	5		7	
				9		5		4
		7		4	6		1	

Puzzle #19

EASY

9	3			1			2	
		4	2	7	5			
2			3	9		1		8
6		9	7		3			
8				4			5	
7	5			6	8			9
		1		8		2	9	
5		8		2			7	6
		7	6					

Puzzle #20

EASY

5			3			7		
	7	9					3	
3	2				7	1	4	8
				9	1			
	5		6	2	4		8	7
9		4	5					
8		1		6				5
	9			3	8	6	7	1
	4		2					

Puzzle #21
EASY

1	6	4			3			
		7		2		1		8
		5			4			
					9			1
9	2		5		6			
4			8	7	2		3	
5	7	9	2	6	8			
6	3			5	7		2	9
8			9	3		7		

Puzzle #22

EASY

							3	
8			1	5	3	4		7
4	1		6	2				5
			4		9	5		3
7		9		3		6	2	
5	3				6		9	8
		7					5	9
		6		9		8		2
	2	8		1				

Puzzle #23

EASY

	2	5		1			8	
						4		
			7		6			9
			4		8	5	7	
	4			9	3		6	
2		1		7	5	9	4	3
		8				6	3	
4			9	6		8	5	
7			8		2		9	

Puzzle #24

EASY

		4	8				5	3
	7	5	9					
	1		6	5	4		9	8
			5		2	3		
7					6		5	
		6	7	8	3	4		9
6					9		2	4
								5
2	8	9	1	4		7	6	

Puzzle #25
EASY

		8					9	
9	4				3		6	
		6	9	4		7	1	8
				9				
5	9		7		1		3	4
	6	4					5	9
				3		6		
8		9		1	7	4	2	
		7	5	8				

Puzzle #26

EASY

				4			5	8
8	9	6				7		
				8		9	2	3
				1	2	4	3	
	1	5	4		9			
		4		3	8		6	5
	5	9	2				8	6
	7				1	2	9	4
			6				1	

Puzzle #27

EASY

9			5	3				
4					7		3	5
		2	4		6		1	
	4			9	5	2		
1					8	3	5	4
8		5		7				9
	8	9		4		5		
	3					8	9	6
	6	1					4	3

Puzzle #28

EASY

	7		4	5				
6	1			7		2	4	5
	4		2	3				6
3				8	5			7
							5	
7	5		3				6	
	9					7	8	
5		7	9		8		1	4
	6	2		4				

Puzzle #29

EASY

		6		9	4	8		7
7	4			6			5	
				1	5	2		
6	7	2	5	8	9	1		4
	3					9		
9	1	5	2			6		
2						4		
	5	9		3				
		3	6			5		1

Puzzle #30

EASY

	5	7			6			
						5	3	6
6	2					4		7
	3		2					
	4		9					
	6				5	2	4	
2		1	6	3			7	5
4	7	6		5	9		2	
5	8		1			9		

Puzzle #31

EASY

			3	1		4		
		4	2		5	7		
3		6			4			5
9				2	6	1		7
5		2	1					
		1		8	3	9		
			6		7		9	1
	6	3		8	9			
		7			2		8	3

Puzzle #32

EASY

				5		1		7
	5	6		7				
2	1	7			4	9		
			6				1	3
1	9	3				5		6
4	6	8		3		7		
9				1	3	6		8
		1	8				5	4
6	8				2		9	

Puzzle #33
EASY

4				8	9		7	1
		9	5					4
6	7		4			9	2	
		3		1	8			
	4			5	6	1		8
8	9				7			
7	1	2	8					
	8			9				6
9		6		2	4	7	8	

Puzzle #34

EASY

9	6		8				4	
3		1		4	2		8	9
		2				3		
5			1		6	4	7	
			3			9		6
		4	7		5		2	
		6	4		8		1	5
8	5	3		7			9	
1	4				9			

Puzzle #35

EASY

	8	2		7		1		4
			4					8
1		6				5	9	
6	7			2	5			9
2			8				4	1
9	1							6
7		9		5			1	
		1	3	4			7	
		5	9		7	6	8	3

Puzzle #36

EASY

		7				1		3
			2					
		2	4		5			
	1		3	8		7		
						9	1	8
8	6	9	1	4	7	3	5	
		4			3			1
	5	6			8	2		4
	2		9			8	6	

Puzzle #37
EASY

					8			
5	8		1		7	6	9	
7	6		3		5		1	8
4	5		2					
2		8		7	6		5	
	1			3		7	8	2
	9					5	6	
3	4						2	7
		2						9

Puzzle #38

EASY

	9	5			8	6		
	7			2	1	5		
	6				9		8	
6			8	4	5			
5	1	4	9					
	8		1		7		3	5
	2	8					5	
1				8	3			7
	5			9	4	3	1	

Puzzle #39

EASY

	4	3		2	9	6		8
5			7	8				
2				5		4	7	
9	3			7			6	4
4			9	1		8		3
		6						1
3		2						
	9		8	4			3	6
6	7	4				1		

Puzzle #40

EASY

		7		1			6	
1	8	5	4		3	9	7	2
		3						
5	7		2		6	3	9	8
3		4		8		7		
								4
			5		8	4	2	9
	5	9			4		3	
			9	7	1			

Puzzle # 1

4	3	9	7	8	2	5	1	6
7	8	5	3	6	1	9	4	2
2	6	1	4	5	9	3	8	7
3	5	7	8	2	6	1	9	4
8	9	4	5	1	7	2	6	3
6	1	2	9	3	4	8	7	5
1	7	3	2	4	8	6	5	9
5	4	8	6	9	3	7	2	1
9	2	6	1	7	5	4	3	8

Puzzle # 2

7	3	2	5	1	8	4	6	9
1	5	6	9	4	2	3	7	8
9	4	8	3	6	7	2	5	1
4	2	5	8	7	6	1	9	3
8	9	7	4	3	1	6	2	5
6	1	3	2	5	9	7	8	4
5	6	9	1	2	4	8	3	7
2	8	4	7	9	3	5	1	6
3	7	1	6	8	5	9	4	2

Puzzle # 3

1	2	4	3	7	8	5	9	6
9	5	3	1	2	6	7	8	4
8	6	7	4	5	9	2	1	3
4	1	9	7	8	5	6	3	2
7	3	6	2	9	1	8	4	5
2	8	5	6	3	4	9	7	1
3	9	1	8	6	2	4	5	7
5	4	2	9	1	7	3	6	8
6	7	8	5	4	3	1	2	9

Puzzle # 4

3	9	7	4	1	5	2	6	8
1	5	6	2	7	8	9	3	4
8	2	4	6	9	3	1	7	5
7	4	5	1	2	6	3	8	9
6	8	1	9	3	7	4	5	2
9	3	2	5	8	4	7	1	6
5	7	9	3	6	2	8	4	1
2	6	3	8	4	1	5	9	7
4	1	8	7	5	9	6	2	3

Puzzle # 5

3	7	6	1	4	8	9	2	5
9	8	1	5	3	2	4	7	6
4	5	2	6	7	9	8	3	1
5	1	4	8	2	6	3	9	7
8	2	7	3	9	5	1	6	4
6	9	3	4	1	7	5	8	2
2	3	8	7	5	1	6	4	9
1	6	9	2	8	4	7	5	3
7	4	5	9	6	3	2	1	8

Puzzle # 6

2	8	5	7	3	6	9	4	1
7	9	3	1	8	4	6	5	2
6	1	4	9	5	2	3	8	7
8	7	1	4	9	5	2	3	6
5	2	9	3	6	7	4	1	8
4	3	6	8	2	1	5	7	9
1	5	8	2	4	9	7	6	3
3	6	2	5	7	8	1	9	4
9	4	7	6	1	3	8	2	5

Puzzle # 7

3	7	5	8	4	1	2	6	9
4	9	8	3	2	6	7	1	5
6	1	2	5	9	7	8	3	4
2	3	4	6	8	9	5	7	1
8	6	1	4	7	5	3	9	2
9	5	7	1	3	2	4	8	6
7	2	3	9	1	4	6	5	8
1	8	6	2	5	3	9	4	7
5	4	9	7	6	8	1	2	3

Puzzle # 8

4	8	2	3	6	9	1	5	7
9	1	5	7	4	8	2	6	3
6	7	3	1	2	5	8	9	4
5	3	4	8	9	7	6	1	2
8	6	1	4	5	2	7	3	9
2	9	7	6	1	3	4	8	5
7	4	8	9	3	6	5	2	1
3	2	6	5	7	1	9	4	8
1	5	9	2	8	4	3	7	6

Puzzle # 9

5	9	1	4	8	2	3	7	6
3	8	2	6	7	5	1	9	4
4	7	6	3	9	1	5	2	8
7	1	8	2	6	3	4	5	9
6	4	3	9	5	8	2	1	7
9	2	5	7	1	4	6	8	3
2	5	7	8	4	6	9	3	1
8	3	4	1	2	9	7	6	5
1	6	9	5	3	7	8	4	2

Puzzle # 10

7	3	5	9	2	8	6	4	1
1	6	2	4	7	5	8	3	9
8	4	9	1	3	6	7	5	2
4	1	8	2	5	3	9	7	6
6	5	3	8	9	7	1	2	4
9	2	7	6	1	4	3	8	5
3	7	6	5	4	9	2	1	8
5	8	1	3	6	2	4	9	7
2	9	4	7	8	1	5	6	3

Puzzle # 11

6	2	5	7	3	1	8	9	4
1	3	8	6	4	9	7	2	5
9	7	4	2	5	8	3	6	1
4	1	3	5	6	7	2	8	9
2	5	6	9	8	3	1	4	7
8	9	7	4	1	2	5	3	6
3	8	9	1	7	6	4	5	2
7	4	2	3	9	5	6	1	8
5	6	1	8	2	4	9	7	3

Puzzle # 12

7	3	8	9	4	2	1	5	6
9	1	6	7	5	8	2	3	4
2	5	4	3	6	1	7	9	8
5	9	2	6	1	7	4	8	3
3	8	1	2	9	4	6	7	5
6	4	7	8	3	5	9	2	1
1	2	3	4	8	9	5	6	7
4	6	9	5	7	3	8	1	2
8	7	5	1	2	6	3	4	9

Puzzle # 13

3	8	6	4	7	1	5	2	9
9	4	7	6	5	2	3	8	1
1	2	5	8	3	9	7	6	4
7	9	3	1	6	5	8	4	2
5	6	4	2	8	7	9	1	3
8	1	2	9	4	3	6	5	7
6	7	1	3	2	8	4	9	5
4	5	9	7	1	6	2	3	8
2	3	8	5	9	4	1	7	6

Puzzle # 14

9	3	6	8	4	2	1	5	7
8	7	5	6	1	9	2	4	3
2	1	4	5	3	7	8	6	9
5	6	8	3	7	1	9	2	4
1	4	7	9	2	5	3	8	6
3	2	9	4	6	8	7	1	5
7	5	2	1	9	6	4	3	8
6	9	3	2	8	4	5	7	1
4	8	1	7	5	3	6	9	2

Puzzle # 15

7	9	6	3	2	4	1	5	8
2	3	1	5	8	6	7	4	9
5	4	8	9	1	7	6	2	3
1	8	9	7	5	3	2	6	4
3	2	5	6	4	8	9	7	1
6	7	4	1	9	2	8	3	5
8	5	7	2	3	9	4	1	6
4	1	2	8	6	5	3	9	7
9	6	3	4	7	1	5	8	2

Puzzle # 16

9	8	1	2	7	5	6	3	4
2	4	6	1	9	3	7	8	5
5	3	7	4	8	6	2	9	1
7	1	5	9	3	4	8	6	2
3	9	8	6	2	1	5	4	7
6	2	4	8	5	7	3	1	9
8	6	9	5	1	2	4	7	3
4	5	3	7	6	9	1	2	8
1	7	2	3	4	8	9	5	6

Puzzle # 17

7	3	5	2	1	6	4	8	9
6	9	1	4	8	5	7	2	3
4	8	2	7	3	9	6	1	5
9	7	8	1	2	4	3	5	6
2	6	3	9	5	8	1	7	4
5	1	4	3	6	7	8	9	2
3	5	9	8	4	1	2	6	7
8	4	7	6	9	2	5	3	1
1	2	6	5	7	3	9	4	8

Puzzle # 18

2	1	8	4	5	3	7	9	6
9	7	3	6	8	1	4	5	2
4	6	5	9	7	2	1	8	3
3	9	1	5	6	8	2	4	7
7	5	4	2	3	9	8	6	1
6	8	2	7	1	4	9	3	5
1	4	9	3	2	5	6	7	8
8	3	6	1	9	7	5	2	4
5	2	7	8	4	6	3	1	9

Puzzle # 19

9	3	6	8	1	4	7	2	5
1	8	4	2	7	5	9	6	3
2	7	5	3	9	6	1	4	8
6	4	9	7	5	3	8	1	2
8	1	3	9	4	2	6	5	7
7	5	2	1	6	8	4	3	9
3	6	1	5	8	7	2	9	4
5	9	8	4	2	1	3	7	6
4	2	7	6	3	9	5	8	1

Puzzle # 20

5	1	8	3	4	2	7	6	9
4	7	9	1	8	6	5	3	2
3	2	6	9	5	7	1	4	8
7	6	2	8	9	1	3	5	4
1	5	3	6	2	4	9	8	7
9	8	4	5	7	3	2	1	6
8	3	1	7	6	9	4	2	5
2	9	5	4	3	8	6	7	1
6	4	7	2	1	5	8	9	3

Puzzle # 21

1	6	4	7	8	3	5	9	2
3	9	7	6	2	5	1	4	8
2	8	5	1	9	4	6	7	3
7	5	8	3	4	9	2	6	1
9	2	3	5	1	6	4	8	7
4	1	6	8	7	2	9	3	5
5	7	9	2	6	8	3	1	4
6	3	1	4	5	7	8	2	9
8	4	2	9	3	1	7	5	6

Puzzle # 22

6	7	5	9	4	8	2	3	1
8	9	2	1	5	3	4	6	7
4	1	3	6	2	7	9	8	5
2	6	1	4	8	9	5	7	3
7	8	9	5	3	1	6	2	4
5	3	4	2	7	6	1	9	8
1	4	7	8	6	2	3	5	9
3	5	6	7	9	4	8	1	2
9	2	8	3	1	5	7	4	6

Puzzle # 23

9	2	5	3	1	4	7	8	6
6	7	3	2	8	9	4	1	5
8	1	4	7	5	6	3	2	9
3	6	9	4	2	8	5	7	1
5	4	7	1	9	3	2	6	8
2	8	1	6	7	5	9	4	3
1	9	8	5	4	7	6	3	2
4	3	2	9	6	1	8	5	7
7	5	6	8	3	2	1	9	4

Puzzle # 24

9	6	4	8	2	7	5	3	1
8	7	5	9	3	1	6	4	2
3	1	2	6	5	4	9	8	7
1	4	8	5	9	2	3	7	6
7	9	3	4	1	6	2	5	8
5	2	6	7	8	3	4	1	9
6	5	1	3	7	9	8	2	4
4	3	7	2	6	8	1	9	5
2	8	9	1	4	5	7	6	3

Puzzle # 25

2	7	8	1	5	6	9	4	3
9	4	1	8	7	3	5	6	2
3	5	6	9	4	2	7	1	8
1	8	3	4	9	5	2	7	6
5	9	2	7	6	1	8	3	4
7	6	4	3	2	8	1	5	9
4	1	5	2	3	9	6	8	7
8	3	9	6	1	7	4	2	5
6	2	7	5	8	4	3	9	1

Puzzle # 26

2	3	1	9	4	7	6	5	8
8	9	6	3	2	5	7	4	1
5	4	7	1	8	6	9	2	3
7	6	8	5	1	2	4	3	9
3	1	5	4	6	9	8	7	2
9	2	4	7	3	8	1	6	5
1	5	9	2	7	4	3	8	6
6	7	3	8	5	1	2	9	4
4	8	2	6	9	3	5	1	7

Puzzle # 27

9	7	6	5	3	1	4	8	2
4	1	8	9	2	7	6	3	5
3	5	2	4	8	6	9	1	7
6	4	3	1	9	5	2	7	8
1	9	7	2	6	8	3	5	4
8	2	5	3	7	4	1	6	9
7	8	9	6	4	3	5	2	1
5	3	4	7	1	2	8	9	6
2	6	1	8	5	9	7	4	3

Puzzle # 28

2	7	8	4	5	6	9	3	1
6	1	3	8	7	9	2	4	5
9	4	5	2	3	1	8	7	6
3	2	4	6	8	5	1	9	7
1	8	6	7	9	4	5	2	3
7	5	9	3	1	2	4	6	8
4	9	1	5	6	3	7	8	2
5	3	7	9	2	8	6	1	4
8	6	2	1	4	7	3	5	9

Puzzle # 29

5	2	6	3	9	4	8	1	7
7	4	1	8	6	2	3	5	9
3	9	8	7	1	5	2	4	6
6	7	2	5	8	9	1	3	4
8	3	4	1	7	6	9	2	5
9	1	5	2	4	3	6	7	8
2	6	7	9	5	1	4	8	3
1	5	9	4	3	8	7	6	2
4	8	3	6	2	7	5	9	1

Puzzle # 30

3	5	7	4	9	6	1	8	2
9	1	4	7	8	2	5	3	6
6	2	8	5	1	3	4	9	7
7	3	5	2	4	8	6	1	9
8	4	2	9	6	1	7	5	3
1	6	9	3	7	5	2	4	8
2	9	1	6	3	4	8	7	5
4	7	6	8	5	9	3	2	1
5	8	3	1	2	7	9	6	4

Puzzle # 31

7	5	9	3	1	8	4	2	6
8	1	4	2	6	5	7	3	9
3	2	6	9	7	4	8	1	5
9	8	3	5	2	6	1	4	7
5	7	2	1	4	9	3	6	8
4	6	1	7	8	3	9	5	2
2	4	8	6	3	7	5	9	1
6	3	5	8	9	1	2	7	4
1	9	7	4	5	2	6	8	3

Puzzle # 32

8	4	9	2	5	6	1	3	7
3	5	6	9	7	1	8	4	2
2	1	7	3	8	4	9	6	5
5	7	2	6	9	8	4	1	3
1	9	3	4	2	7	5	8	6
4	6	8	1	3	5	7	2	9
9	2	4	5	1	3	6	7	8
7	3	1	8	6	9	2	5	4
6	8	5	7	4	2	3	9	1

Puzzle # 33

4	2	5	6	8	9	3	7	1
1	3	9	5	7	2	8	6	4
6	7	8	4	3	1	9	2	5
5	6	3	2	1	8	4	9	7
2	4	7	9	5	6	1	3	8
8	9	1	3	4	7	6	5	2
7	1	2	8	6	3	5	4	9
3	8	4	7	9	5	2	1	6
9	5	6	1	2	4	7	8	3

Puzzle # 34

9	6	5	8	1	3	2	4	7
3	7	1	6	4	2	5	8	9
4	8	2	9	5	7	3	6	1
5	2	9	1	8	6	4	7	3
7	1	8	3	2	4	9	5	6
6	3	4	7	9	5	1	2	8
2	9	6	4	3	8	7	1	5
8	5	3	2	7	1	6	9	4
1	4	7	5	6	9	8	3	2

Puzzle # 35

3	8	2	5	7	9	1	6	4
5	9	7	4	6	1	3	2	8
1	4	6	2	8	3	5	9	7
6	7	4	1	2	5	8	3	9
2	5	3	8	9	6	7	4	1
9	1	8	7	3	4	2	5	6
7	3	9	6	5	8	4	1	2
8	6	1	3	4	2	9	7	5
4	2	5	9	1	7	6	8	3

Puzzle # 36

5	4	7	8	9	6	1	2	3
6	9	8	2	3	1	4	7	5
1	3	2	4	7	5	6	8	9
2	1	5	3	8	9	7	4	6
4	7	3	5	6	2	9	1	8
8	6	9	1	4	7	3	5	2
7	8	4	6	2	3	5	9	1
9	5	6	7	1	8	2	3	4
3	2	1	9	5	4	8	6	7

Puzzle # 37

1	2	9	4	6	8	3	7	5
5	8	3	1	2	7	6	9	4
7	6	4	3	9	5	2	1	8
4	5	7	2	8	1	9	3	6
2	3	8	9	7	6	4	5	1
9	1	6	5	3	4	7	8	2
8	9	1	7	4	2	5	6	3
3	4	5	6	1	9	8	2	7
6	7	2	8	5	3	1	4	9

Puzzle # 38

4	9	5	3	7	8	6	2	1
8	7	3	6	2	1	5	4	9
2	6	1	4	5	9	7	8	3
6	3	7	8	4	5	1	9	2
5	1	4	9	3	2	8	7	6
9	8	2	1	6	7	4	3	5
3	2	8	7	1	6	9	5	4
1	4	9	5	8	3	2	6	7
7	5	6	2	9	4	3	1	8

Puzzle # 39

7	4	3	1	2	9	6	5	8
5	6	9	7	8	4	3	1	2
2	1	8	6	5	3	4	7	9
9	3	1	2	7	8	5	6	4
4	5	7	9	1	6	8	2	3
8	2	6	4	3	5	7	9	1
3	8	2	5	6	1	9	4	7
1	9	5	8	4	7	2	3	6
6	7	4	3	9	2	1	8	5

Puzzle # 40

9	4	7	8	1	2	5	6	3
1	8	5	4	6	3	9	7	2
2	6	3	7	9	5	8	4	1
5	7	1	2	4	6	3	9	8
3	2	4	1	8	9	7	5	6
6	9	8	3	5	7	2	1	4
7	1	6	5	3	8	4	2	9
8	5	9	6	2	4	1	3	7
4	3	2	9	7	1	6	8	5

Puzzle #1
MEDIUM

			2		3	6	9	8
	3							5
		2	7		6	1		
	4	8			7			
2			5	3				9
	6	3	8				4	
7	1			2		3		
6		4			1			
		5			9	4	7	

Puzzle #2
MEDIUM

9			4	2	6	1		
	2	1						6
8			9					7
6	9			1			7	3
		2			5	6		8
1	3					2		9
		6	8				3	
3			1				9	
					4			1

Puzzle #3
MEDIUM

6	3	5					2	
					1	5	9	
9	7		2		5			6
	8	4			6	9	1	
	5			4	3			
	6							4
2		3	5	6				
				2		4	6	
	9		8	1		2		

Puzzle #4

MEDIUM

7	4			1		6		8
6	8			4				
		3						
	2	8	1					9
	9		3					7
3			4	6		1		
2	6			3				
8		9	6	5		2	4	
	3				2	7		

Puzzle #5

MEDIUM

	4	5			8			
9				5		8		
				4			1	5
	1			6			4	
2	7	6	9	1	4	3		8
					2			
		3		9	1			
				2		5	8	
	2	8				7	9	

Puzzle #6
MEDIUM

9		8	4	7				3
				8			2	7
	7			1			9	
5		6					4	
	9	3	8	6				
	4		1		3			
	2		6		9			5
6				4			7	
4			7					8

Puzzle #7

MEDIUM

	9	6					5	
		4						2
	1	8	9	7	5		3	
				5				7
	7		8		9	1	6	5
1	3		7		6		9	
		1						
6	2	7		8				
				9			7	8

Puzzle #8

MEDIUM

4		8					2	7
	6	5		8	1			3
								6
	5	2	7	6				
6		9					8	
	3				9		6	
3		1			8			
	8			7			3	9
	7		5		6			8

Puzzle #9

MEDIUM

	9	5	3	2	8			4
3			7	4		2		
	1			6	5	3		
2				8		1		
6		3	2				7	
						4		3
8	7			5			3	
		6		9				
			1	3			5	

Puzzle #10
MEDIUM

		4						
1			5		4		3	2
				6		5		8
5	6		3		8		2	
	4	8		1	9			6
	1		6		5	7		
			2					
	2	5	1				7	
	7						6	5

Puzzle #11

MEDIUM

9	7			8				1
				9	6		3	7
3		6					5	
7		1	8	2	5			9
5	3		6			1	8	
			4	1				
	4					6	2	3
6			2					5
			7	6				

Puzzle #12

MEDIUM

			5				8	6
		9		8				
		6			7		1	
	4			6	1		7	2
		8		5				1
	1		2		9	4	3	
	6							
5				4	8	1	2	
2	8		1		5			

Puzzle #13

MEDIUM

1	4		3	9		8		
8				7	6	1		
6				1	4	3		
			4				5	3
7			9					
			7	6	8			4
					2			9
	5		2		8			
	9	6		4			8	1

Puzzle #14

MEDIUM

9	1		5		7	4		
4	6	3						8
7			3			1	9	
3		4			6		5	1
	5			3				
8				9		6		2
		2				8		5
	3		8	1				9
1			6					

Puzzle #15
MEDIUM

		4	7		5			
1		8					9	
	3	5		8			7	1
6			4			3		
			6	3	9			
8			5		1	6	9	2
	8		1		3			
		7						8
	1			6		5		

Puzzle #16
MEDIUM

	1				7		6	
				9			2	
				1			8	3
	9		2		6	4	5	
7		4	5					8
					7		1	6
				2		8		1
		5		6		3	4	
	4	1		3	8	6		

Puzzle #17

MEDIUM

	5							
2		6	9			5		1
4	8		5					
8	1		4		9			6
6		5			1	3	8	4
		4	6	8		2		
				6			3	2
9				5	4			
	2	1					6	

Puzzle #18

MEDIUM

		4	8	3		6		
	9					2	8	1
		8	2		6	3		
	4			8		1		5
9	6				7			
2				1				
5	1		7		9			4
						5		2
	3	9			8			6

Puzzle #19

MEDIUM

		5		6		2		4
			9		8			1
	9							6
				3		8	1	2
3	2		8	7				
5	8	1	4				6	
	4		2	5		9		
	6	3		8			2	5
								7

Puzzle #20

MEDIUM

		8		4	5			1
9				2	1		8	
	1				7		6	
6	3		7				9	
			2	6			1	5
1			9				4	6
	9			3	2			7
	4	2					3	
						8		4

Puzzle #21

MEDIUM

6	2	8		7	3	9	1	5
	3			5		7		4
			9					
3			5	4				
		4		6			9	3
	1	2			8	5		
	8	3						2
9				8			5	7
	4		6					9

Puzzle #22
MEDIUM

1		4	3	9	2			
	5				4	8		3
3	7						4	
9							5	
				9			1	8
8		3	4	5	7			9
	2			4			3	
			5		6	2	8	7
		8	7				6	

Puzzle #23
MEDIUM

	5				2	8		
4	9			7			6	5
3			6		1	4		
1					8	2		
					5		9	4
5		9		4	7			
	3						1	
	2	5	1		6	7		
		4		2				6

Puzzle #24

MEDIUM

7		4		1	2	8	5	9
					8			4
1	3			4	5			2
4			5			6		
	2	6						3
5	9			8	6			
	1			2	7			
		7		9		1		
			1				3	

Puzzle #25

MEDIUM

	9	2	6					
5	7				8	3		
8				9	2	6	4	
7	1						8	
2			5					
6			1		4	2		
	2	4			9		1	
9			3			8	2	
		8		4			7	

Puzzle #26

MEDIUM

6		4				5	7	
8	1		5					4
	5					1		6
3		1				7		9
	7			8		6		
	8		3		6		2	
				4				
1		6			8	9		5
		5	9		3			

Puzzle #27
MEDIUM

		3					9	
		2		4	3		8	6
			9			7		
2	8					3	1	7
				6		8		
9	5	7		3	8			2
1			7		9	2		4
5			3			9		
							6	

Puzzle #28
MEDIUM

								2
	5				8	7	4	
6	9		2			5		
4			7				5	8
			8		4	6		3
3				5				9
		9	4	8		1		7
	6	1					3	
2		7	9					5

Puzzle #29

MEDIUM

		7	6		3	8		2
				7		4		1
	4			2	9			3
		8	9			3		
	3				5		4	
		5	2					
9	5						1	8
6	2	3			1		5	4
			4	5		6		

Puzzle #30

MEDIUM

1				5		3		4
	4	8	2					9
							7	6
	2					1	3	
	5		7					
	1	9			2		4	
	8							1
3	7		9	2		4	5	
	6	4			8			3

Puzzle #31
MEDIUM

				6	4		5	
3					5		1	6
		1		7			4	9
			2				3	5
	6			1	9			
	3	4	5				6	2
				9	1			
	2		4	3		5	9	
1	9		7					4

Puzzle #32
MEDIUM

1	3		4			7	6	
		4					2	3
	2			9	3	5		
					7	3		
					6		8	2
6			3	4			7	
					4	1	2	
		2	6		9		4	
	5	3	2					

Puzzle #33

MEDIUM

6	8	5				1		3
							7	8
	2					4	6	
			4	3		2	5	
	6	1		7				9
3	4		9				1	
2		3			6	5		1
			5	9	7			
	5			1	2	9	8	

Puzzle #34
MEDIUM

	6			8		2		5
		4	2					7
5		8			9		3	1
1								6
	3	7			6		4	
			4					
			1	3	5	9		
	1	9	7		8	3	5	2
			9					4

Puzzle #35
MEDIUM

8				3				
1								
4			1				2	9
					2	6	7	
	2				7		3	
	7	8	4	5				2
7		5			4		1	
		3	7	6		2		
	6	1	9	8		3		7

Puzzle #36
MEDIUM

3	4	9						8
6				3	9			1
		5		2				
	9			8			7	
7		4			2		3	6
	3		4	7		9		
		2		5			8	
9	1		2			7		4
	6	3						

Puzzle #37
MEDIUM

		4	9				1	2
					2			
	1				6	9	5	
6					7	2		
	8	2			4	6		
9		7	6					4
5			2	6	8	4		3
			7	3				
					5	8	2	9

Puzzle #38

MEDIUM

					4			1
1	8		9				2	
					.		3	9
		1			7			5
	9			6		2	1		7
3		4	5			9		
5			8				1	
	1	9	7	3	5		8	6
7				6				9

Puzzle #39

MEDIUM

	3			2		4		
1	6	5		7				
				8	1			7
5	1				6		7	
				1				2
		6	8			1		3
					4		2	1
	4	1	2	9	7	5		
6						3		9

Puzzle #40
MEDIUM

		1		4		5		
	7				6			9
	8				5	2		
							4	
4	5	8	6	9			3	
			3					8
			9	2		4		
				6		8	5	
3	4			8	1		9	2

Puzzle # 1

1	5	7	2	4	3	6	9	8
4	3	6	1	9	8	7	2	5
8	9	2	7	5	6	1	3	4
5	4	8	9	6	7	2	1	3
2	7	1	5	3	4	8	6	9
9	6	3	8	1	2	5	4	7
7	1	9	4	2	5	3	8	6
6	8	4	3	7	1	9	5	2
3	2	5	6	8	9	4	7	1

Puzzle # 2

9	7	3	4	2	6	1	8	5
5	2	1	7	8	3	9	4	6
8	6	4	9	5	1	3	2	7
6	9	5	2	1	8	4	7	3
7	4	2	3	9	5	6	1	8
1	3	8	6	4	7	2	5	9
4	1	6	8	7	9	5	3	2
3	5	7	1	6	2	8	9	4
2	8	9	5	3	4	7	6	1

Puzzle # 3

6	3	5	4	9	8	7	2	1
4	2	8	6	7	1	5	9	3
9	7	1	2	3	5	8	4	6
3	8	4	7	5	6	9	1	2
1	5	2	9	4	3	6	7	8
7	6	9	1	8	2	3	5	4
2	4	3	5	6	7	1	8	9
8	1	7	3	2	9	4	6	5
5	9	6	8	1	4	2	3	7

Puzzle # 4

7	4	5	9	1	3	6	2	8
6	8	2	5	4	7	9	3	1
9	1	3	2	8	6	5	7	4
4	2	8	1	7	5	3	6	9
1	9	6	3	2	8	4	5	7
3	5	7	4	6	9	1	8	2
2	6	1	7	3	4	8	9	5
8	7	9	6	5	1	2	4	3
5	3	4	8	9	2	7	1	6

Puzzle # 5

1	4	5	6	7	8	9	3	2
9	6	2	1	5	3	8	7	4
3	8	7	2	4	9	6	1	5
8	1	9	3	6	5	2	4	7
2	7	6	9	1	4	3	5	8
5	3	4	7	8	2	1	6	9
7	5	3	8	9	1	4	2	6
6	9	1	4	2	7	5	8	3
4	2	8	5	3	6	7	9	1

Puzzle # 6

9	1	8	4	7	2	5	6	3
3	6	4	9	8	5	1	2	7
2	7	5	3	1	6	8	9	4
5	8	6	2	9	7	3	4	1
1	9	3	8	6	4	7	5	2
7	4	2	1	5	3	9	8	6
8	2	7	6	3	9	4	1	5
6	3	1	5	4	8	2	7	9
4	5	9	7	2	1	6	3	8

Puzzle # 7

3	9	6	2	4	8	7	5	1
7	5	4	6	1	3	9	8	2
2	1	8	9	7	5	4	3	6
8	6	9	4	5	1	3	2	7
4	7	2	8	3	9	1	6	5
1	3	5	7	2	6	8	9	4
9	8	1	5	6	7	2	4	3
6	2	7	3	8	4	5	1	9
5	4	3	1	9	2	6	7	8

Puzzle # 8

4	1	8	6	9	3	2	7	5
7	6	5	2	8	1	9	4	3
2	9	3	4	5	7	8	1	6
8	5	2	7	6	4	3	9	1
6	4	9	3	1	5	7	8	2
1	3	7	8	2	9	5	6	4
3	2	1	9	4	8	6	5	7
5	8	6	1	7	2	4	3	9
9	7	4	5	3	6	1	2	8

Puzzle # 9

7	9	5	3	2	8	6	1	4
3	6	8	7	4	1	2	9	5
4	1	2	9	6	5	3	8	7
2	5	7	4	8	3	1	6	9
6	4	3	2	1	9	5	7	8
1	8	9	5	7	6	4	2	3
8	7	1	6	5	4	9	3	2
5	3	6	8	9	2	7	4	1
9	2	4	1	3	7	8	5	6

Puzzle # 10

6	5	4	8	3	2	1	9	7
1	8	9	5	7	4	6	3	2
7	3	2	9	6	1	5	4	8
5	6	7	3	4	8	9	2	1
2	4	8	7	1	9	3	5	6
9	1	3	6	2	5	7	8	4
4	9	6	2	5	7	8	1	3
3	2	5	1	8	6	4	7	9
8	7	1	4	9	3	2	6	5

Puzzle # 11

9	7	5	3	8	2	4	6	1
4	1	8	5	9	6	2	3	7
3	2	6	1	4	7	9	5	8
7	6	1	8	2	5	3	4	9
5	3	4	6	7	9	1	8	2
8	9	2	4	1	3	5	7	6
1	4	7	9	5	8	6	2	3
6	8	9	2	3	4	7	1	5
2	5	3	7	6	1	8	9	4

Puzzle # 12

4	7	2	5	1	3	9	8	6
1	3	9	4	8	6	2	5	7
8	5	6	9	2	7	3	1	4
9	4	3	8	6	1	5	7	2
7	2	8	3	5	4	6	9	1
6	1	5	2	7	9	4	3	8
3	6	1	7	9	2	8	4	5
5	9	7	6	4	8	1	2	3
2	8	4	1	3	5	7	6	9

Puzzle # 13

1	4	7	3	9	5	8	6	2
8	3	9	2	7	6	1	4	5
6	2	5	8	1	4	3	9	7
9	6	8	4	2	1	7	5	3
7	1	4	9	5	3	6	2	8
2	5	3	7	6	8	9	1	4
4	8	1	6	3	2	5	7	9
5	7	2	1	8	9	4	3	6
3	9	6	5	4	7	2	8	1

Puzzle # 14

9	1	8	5	6	7	4	2	3
4	6	3	1	2	9	5	7	8
7	2	5	3	4	8	1	9	6
3	9	4	2	8	6	7	5	1
2	5	6	7	3	1	9	8	4
8	7	1	4	9	5	6	3	2
6	4	2	9	7	3	8	1	5
5	3	7	8	1	4	2	6	9
1	8	9	6	5	2	3	4	7

Puzzle # 15

9	6	4	7	1	5	2	8	3
1	7	8	3	4	2	9	5	6
2	3	5	9	8	6	4	7	1
6	5	9	4	2	8	3	1	7
7	2	1	6	3	9	8	4	5
8	4	3	5	7	1	6	9	2
5	8	6	1	9	3	7	2	4
3	9	7	2	5	4	1	6	8
4	1	2	8	6	7	5	3	9

Puzzle # 16

3	1	2	8	4	7	5	6	9
6	8	7	9	5	3	1	2	4
4	5	9	6	1	2	7	8	3
1	9	3	2	8	6	4	5	7
7	6	4	5	9	1	2	3	8
5	2	8	3	7	4	9	1	6
9	3	6	4	2	5	8	7	1
8	7	5	1	6	9	3	4	2
2	4	1	7	3	8	6	9	5

Puzzle # 17

1	5	9	3	4	6	8	2	7
2	3	6	9	7	8	5	4	1
4	8	7	5	1	2	6	9	3
8	1	2	4	3	9	7	5	6
6	9	5	7	2	1	3	8	4
3	7	4	6	8	5	2	1	9
5	4	8	1	6	7	9	3	2
9	6	3	2	5	4	1	7	8
7	2	1	8	9	3	4	6	5

Puzzle # 18

7	2	4	8	3	1	6	5	9
6	9	3	4	7	5	2	8	1
1	5	8	2	9	6	3	4	7
3	4	7	9	8	2	1	6	5
9	6	1	3	5	7	4	2	8
2	8	5	6	1	4	9	7	3
5	1	2	7	6	9	8	3	4
8	7	6	1	4	3	5	9	2
4	3	9	5	2	8	7	1	6

Puzzle # 19

8	1	5	3	6	7	2	9	4
6	3	2	9	4	8	5	7	1
7	9	4	5	1	2	3	8	6
4	7	9	6	3	5	8	1	2
3	2	6	8	7	1	4	5	9
5	8	1	4	2	9	7	6	3
1	4	7	2	5	6	9	3	8
9	6	3	7	8	4	1	2	5
2	5	8	1	9	3	6	4	7

Puzzle # 20

2	6	8	3	4	5	9	7	1
9	7	4	6	2	1	5	8	3
5	1	3	8	9	7	4	6	2
6	3	5	7	1	4	2	9	8
4	8	9	2	6	3	7	1	5
1	2	7	9	5	8	3	4	6
8	9	1	4	3	2	6	5	7
7	4	2	5	8	6	1	3	9
3	5	6	1	7	9	8	2	4

Puzzle # 21

6	2	8	4	7	3	9	1	5
1	3	9	8	5	6	7	2	4
4	7	5	9	2	1	6	3	8
3	9	6	5	4	2	8	7	1
8	5	4	1	6	7	2	9	3
7	1	2	3	9	8	5	4	6
5	8	3	7	1	9	4	6	2
9	6	1	2	8	4	3	5	7
2	4	7	6	3	5	1	8	9

Puzzle # 22

1	8	4	3	9	2	5	7	6
6	5	2	1	7	4	8	9	3
3	7	9	6	8	5	1	4	2
9	6	7	2	1	8	3	5	4
2	4	5	9	6	3	7	1	8
8	1	3	4	5	7	6	2	9
7	2	6	8	4	1	9	3	5
4	9	1	5	3	6	2	8	7
5	3	8	7	2	9	4	6	1

Puzzle # 23

6	5	1	4	9	2	8	7	3
4	9	2	8	7	3	1	6	5
3	7	8	6	5	1	4	2	9
1	4	3	9	6	8	2	5	7
2	6	7	3	1	5	9	4	8
5	8	9	2	4	7	6	3	1
9	3	6	7	8	4	5	1	2
8	2	5	1	3	6	7	9	4
7	1	4	5	2	9	3	8	6

Puzzle # 24

7	6	4	3	1	2	8	5	9
9	5	2	7	6	8	3	1	4
1	3	8	9	4	5	7	6	2
4	7	1	5	3	9	6	2	8
8	2	6	4	7	1	5	9	3
5	9	3	2	8	6	4	7	1
3	1	5	8	2	7	9	4	6
2	4	7	6	9	3	1	8	5
6	8	9	1	5	4	2	3	7

Puzzle # 25

4	9	2	6	3	7	1	5	8
5	7	6	4	1	8	3	9	2
8	3	1	5	9	2	6	4	7
7	1	3	9	2	6	4	8	5
2	4	9	8	5	3	7	6	1
6	8	5	1	7	4	2	3	9
3	2	4	7	8	9	5	1	6
9	5	7	3	6	1	8	2	4
1	6	8	2	4	5	9	7	3

Puzzle # 26

6	9	4	2	3	1	5	7	8
8	1	3	5	6	7	2	9	4
2	5	7	8	9	4	1	3	6
3	6	1	4	5	2	7	8	9
4	7	2	1	8	9	6	5	3
5	8	9	3	7	6	4	2	1
9	2	8	6	4	5	3	1	7
1	3	6	7	2	8	9	4	5
7	4	5	9	1	3	8	6	2

Puzzle # 27

8	1	3	6	7	2	4	9	5
7	9	2	5	4	3	1	8	6
6	4	5	9	8	1	7	2	3
2	8	6	4	9	5	3	1	7
4	3	1	2	6	7	8	5	9
9	5	7	1	3	8	6	4	2
1	6	8	7	5	9	2	3	4
5	2	4	3	1	6	9	7	8
3	7	9	8	2	4	5	6	1

Puzzle # 28

7	8	4	1	6	5	3	9	2
1	5	2	3	9	8	7	4	6
6	9	3	2	4	7	5	8	1
4	1	6	7	3	9	2	5	8
9	7	5	8	2	4	6	1	3
3	2	8	6	5	1	4	7	9
5	3	9	4	8	6	1	2	7
8	6	1	5	7	2	9	3	4
2	4	7	9	1	3	8	6	5

Puzzle # 29

5	1	7	6	4	3	8	9	2
3	9	2	5	7	8	4	6	1
8	4	6	1	2	9	5	7	3
4	7	8	9	1	6	3	2	5
2	3	9	7	8	5	1	4	6
1	6	5	2	3	4	9	8	7
9	5	4	3	6	7	2	1	8
6	2	3	8	9	1	7	5	4
7	8	1	4	5	2	6	3	9

Puzzle # 30

1	9	6	8	5	7	3	2	4
7	4	8	2	6	3	5	1	9
2	3	5	4	9	1	8	7	6
4	2	7	6	8	9	1	3	5
6	5	3	7	1	4	9	8	2
8	1	9	5	3	2	6	4	7
9	8	2	3	4	5	7	6	1
3	7	1	9	2	6	4	5	8
5	6	4	1	7	8	2	9	3

Puzzle # 31

2	7	9	1	6	4	8	5	3
3	4	8	9	2	5	7	1	6
6	5	1	8	7	3	2	4	9
8	1	7	2	4	6	9	3	5
5	6	2	3	1	9	4	7	8
9	3	4	5	8	7	1	6	2
4	8	5	6	9	1	3	2	7
7	2	6	4	3	8	5	9	1
1	9	3	7	5	2	6	8	4

Puzzle # 32

1	3	9	4	2	5	7	6	8
5	7	4	8	6	1	2	3	9
8	2	6	7	9	3	5	1	4
2	4	1	9	8	7	3	5	6
3	9	7	1	5	6	4	8	2
6	8	5	3	4	2	9	7	1
9	6	8	5	7	4	1	2	3
7	1	2	6	3	9	8	4	5
4	5	3	2	1	8	6	9	7

Puzzle # 33

6	8	5	7	2	4	1	9	3
1	3	4	6	5	9	7	2	8
9	2	7	1	8	3	4	6	5
8	7	9	4	3	1	2	5	6
5	6	1	2	7	8	3	4	9
3	4	2	9	6	5	8	1	7
2	9	3	8	4	6	5	7	1
4	1	8	5	9	7	6	3	2
7	5	6	3	1	2	9	8	4

Puzzle # 34

7	6	1	3	8	4	2	9	5
3	9	4	2	5	1	6	8	7
5	2	8	6	7	9	4	3	1
1	4	5	8	9	3	7	2	6
2	3	7	5	1	6	8	4	9
9	8	6	4	2	7	5	1	3
4	7	2	1	3	5	9	6	8
6	1	9	7	4	8	3	5	2
8	5	3	9	6	2	1	7	4

Puzzle # 35

8	5	7	2	3	9	4	6	1
1	9	2	5	4	6	7	8	3
4	3	6	1	7	8	5	2	9
3	1	4	8	9	2	6	7	5
5	2	9	6	1	7	8	3	4
6	7	8	4	5	3	1	9	2
7	8	5	3	2	4	9	1	6
9	4	3	7	6	1	2	5	8
2	6	1	9	8	5	3	4	7

Puzzle # 36

3	4	9	5	1	7	2	6	8
6	2	7	8	3	9	5	4	1
1	8	5	6	2	4	3	9	7
2	9	1	3	8	6	4	7	5
7	5	4	1	9	2	8	3	6
8	3	6	4	7	5	9	1	2
4	7	2	9	5	1	6	8	3
9	1	8	2	6	3	7	5	4
5	6	3	7	4	8	1	2	9

Puzzle # 37

8	6	4	9	5	3	7	1	2
7	5	9	8	1	2	3	4	6
2	1	3	4	7	6	9	5	8
6	4	5	3	8	7	2	9	1
1	8	2	5	9	4	6	3	7
9	3	7	6	2	1	5	8	4
5	9	1	2	6	8	4	7	3
4	2	8	7	3	9	1	6	5
3	7	6	1	4	5	8	2	9

Puzzle # 38

9	6	3	2	8	4	5	7	1
1	8	7	9	5	3	6	2	4
4	5	2	1	7	6	3	9	8
6	2	1	3	9	7	8	4	5
8	9	5	6	4	2	1	3	7
3	7	4	5	1	8	9	6	2
5	4	6	8	2	9	7	1	3
2	1	9	7	3	5	4	8	6
7	3	8	4	6	1	2	5	9

Puzzle # 39

7	3	8	6	2	9	4	1	5
1	6	5	4	7	3	2	9	8
2	9	4	5	8	1	6	3	7
5	1	2	9	3	6	8	7	4
4	8	3	7	1	5	9	6	2
9	7	6	8	4	2	1	5	3
8	5	9	3	6	4	7	2	1
3	4	1	2	9	7	5	8	6
6	2	7	1	5	8	3	4	9

Puzzle # 40

2	3	1	8	4	9	5	7	6
5	7	4	2	1	6	3	8	9
6	8	9	7	3	5	2	1	4
9	2	3	1	7	8	6	4	5
4	5	8	6	9	2	1	3	7
1	6	7	3	5	4	9	2	8
8	1	5	9	2	7	4	6	3
7	9	2	4	6	3	8	5	1
3	4	6	5	8	1	7	9	2

Puzzle #1
HARD

				5	3	8		
				9	7		5	
6								3
4		9		8				
	7	6						1
	8		5				6	4
							2	
		4			5			6
		1		4			9	

Puzzle #2
HARD

			8				5	2
	3				1	9		8
8				5			7	
	6							
							3	
		4				2		
		2			8	7	1	
	8	7	6	4				
		5	2					3

Puzzle #3
HARD

	5	8		2	7			
					3	1		
	2				8			6
			2		9			
	7	9		3	1	4		
5								
	3	4				7		9
8		7						1
							3	

Puzzle #4
HARD

		5	3	8				
		2			9	1	7	
9							5	
	3							9
				4		6		
	7			2	6	3	8	
	4	3			2		6	
7								
8			5					

Puzzle #5
HARD

							1	3
4				2				9
				5		4		6
	6		7					
		1			8		9	
5	2				3			
		8	6	4		2		
	4				7			

Puzzle #6
HARD

	3				9	2		
8		6						
					2			1
	1				7	6		
5			9	6				7
				5			9	4
	6					3		
		7					8	2
		3					7	

Puzzle #7

HARD

1	4		9	7		8	3	
3	2		6	5				
		6				9		5
		7		3	4	6	5	
								4
	1		5		9	3	7	
		4		9		7	8	1
		8	7					3
	6			8	5	2		

Puzzle #8
HARD

9	7	3	5					
2	4				8			
			1	4		7		
8					5			2
6				1	2			
				9				3
					4			
						1	4	
		8				5		

Puzzle #9
HARD

5				9		7		
	8						2	
1					5			
								5
						1	4	9
6					1		8	
9	5			8		6		
3		8	4	1				
				2				

Puzzle #10

HARD

			6				4	
2								
6					9	2		7
8				3		7	6	
	4						3	
				7				1
	1				7	9		8
7	5				6			4
			4			1		

Puzzle #11

HARD

6							1	
8	4		2					6
7				3	1	5		
		4			3			
				1				
	8			5				7
	5		7	6		2	8	
				8	4			
						7	9	

Puzzle #12

HARD

		9	2		8		4	
				6				
	4		1	7				
			9		5		6	7
	2					3		
5			6					
2								9
	5					1	2	6
		6			4			

Puzzle #13
HARD

	1						3	
6				3	7		8	
2							9	
						8	5	
3	5						6	
			4		9			
		3	9					
5		8		4	2	3		
9					3		2	6

Puzzle #14

HARD

		4		2				
	8		9	1		3		
1						9		7
9		3	6		8	4		1
			2			7		
							3	5
4								
			1		7			
		6		4			5	9

Puzzle #15
HARD

		6	2				7	
	5			9				
				6	7	3		5
	4				3	7		6
	3			1				
	2						8	
2							3	4
	5							1
	4	1			5	2		

Puzzle #16

HARD

			9	5	4	3		
2				6				4
	3	6		7		8		
6	5			3				
	8		5	1				
							7	
		2						
		3					6	7
9	7		4					

Puzzle #17

HARD

1		4		3		8		5
	2			6		1		
7								
8	6		5		3		4	
				9		5		6
		1	7			4	3	
		9			1			
6								

Puzzle #18

HARD

6	8						9	
		7						
				2		3		6
			5		9	1	7	
	4	6	3				5	
	1		4					
					4			9
		4						
2			9	7				8

Puzzle #19

HARD

	4			9		6	5	7
			5					
				8	4			
					1			8
				4			9	
7			9	5			2	
3				6		8	7	9
		2			7			1
		6						

Puzzle #20
HARD

9			5		4			
							1	
	2	5		6				
				2			6	
5	9							3
				5	9			
	1					7		9
				1	6		8	4
		4	3					6

Puzzle #21
HARD

		8		1		5		
	3				2		6	
		7						9
			9					2
5	2		1					4
		6	8				5	3
			4	5		9		
	1			7	3			

Puzzle #22

HARD

		2		9		7		
		8					4	5
				4	6		9	
1			2		4		8	
	3					6		
	7					1		4
							6	9
						8		
3				1	8			

Puzzle #23

HARD

	5	7	8			6		
				9		8		
	3			4				
			5			2		
6		8		1				7
		5					3	
4			2		6			
	1				9			
				7	4	9	2	

Puzzle #24

HARD

6				2			1	4
1				9			3	8
	5				4		7	
	7	1		8			5	
3	2			6		9		
				1			2	9
	9		8	7				

Puzzle #25
HARD

	5		2					
				3				
				5		8		3
				6				
	3	2						9
8		1		7				2
		7	6	1			5	
5	1	9				2		4
					9		7	

Puzzle #26
HARD

			4	6				3
		9		1				
1	7		3			8		
6					5			4
	1			2				
2	8		7		6			
8			5				3	
					1	6		
9						5	7	

Puzzle #27
HARD

	1			6		7	3	
				4		2		
		8	3					4
			5				7	
3	8		7	9				
6								1
				4				
	9						1	
	6		2			5	9	3

Puzzle #28

HARD

2		5				6	7	
3		4					2	
				1				9
							8	
			5	9	6			
						9	4	
7		8				4		
				5				
5		3	4				6	7

Puzzle #29
HARD

	5		6					3
	3	2	9					
7	8						4	
				2		4		
					3	8	5	7
			7		9			
4		8			6		1	
	1					3		
	2				1		8	6

Puzzle #30

HARD

8							4	
					5			
		3	2				6	7
		5			7			
	4			3	8			
9	8						5	
5					3			
	2			6			8	4
		7				2		

Puzzle #31

HARD

	6			5				2
8		9						7
						6		
	7		3			1		
	1				9		5	
4	2					7		
	5				6		7	3
9		3	8	7				

Puzzle #32

HARD

9								
			4		8			
				3	1		2	
	4							
2		9			6			
		7	9			4	6	5
8			7					
	5					1	8	
	3			1	4	6		

Puzzle #33
HARD

	9	3						
	1			5			8	
4					3			
					7			
1			4			6		7
		8			6			1
3							9	
			1			4	3	2
		7		9	5	1		

Puzzle #34

HARD

5							9	
		3			7	2		
	8			2				4
6	4				3			
			7	1		4		
	2				8	6		
	5					3		
			9	7				
		4			2	7		

Puzzle #35

HARD

			5					
	4			2			1	
				1	7	2	5	
			6		5		3	
3							8	7
	1							
1		7			3			
	2							
		6				9		4

Puzzle #36
HARD

		4				6		
				5	9		8	
								7
				2		5		
9	1	6			3			
	7							8
1				9			5	
	3	2			5			6
8			6				3	

Puzzle #37
HARD

9				4	6			1
		2			7	4	6	
		3						
	5	4						
2							1	3
			6			8		
	3				8		7	
				9	1		4	
	9		7	5			8	

Puzzle #38

HARD

				8		7	9	4
		2	3					
	8					9	1	
		1	4		7	5		6
			5					
	5	4		7				
				4				8
7					1			2

Puzzle #39

HARD

5		9		4			3	
6	1				9	7		
8			7		6			
				3				
	4					1		
	6				5			4
			6				1	
1							2	6
	9				7	3		

Puzzle #40
HARD

	2	1	4					
		5					9	
3					1	8		
				3	9			6
6			8	1		7		
	1			6				
5				7		4		
	6		2					8
	7	3						

Puzzle # 1

7	4	2	6	5	3	8	1	9
3	1	8	4	9	7	6	5	2
6	9	5	8	1	2	7	4	3
4	2	9	1	8	6	5	3	7
5	7	6	2	3	4	9	8	1
1	8	3	5	7	9	2	6	4
9	5	7	3	6	1	4	2	8
8	3	4	9	2	5	1	7	6
2	6	1	7	4	8	3	9	5

Puzzle # 2

4	7	1	8	3	9	6	5	2
5	3	6	7	2	1	9	4	8
8	2	9	4	5	6	3	7	1
2	6	3	1	7	4	8	9	5
7	5	8	9	6	2	1	3	4
9	1	4	3	8	5	2	6	7
3	4	2	5	9	8	7	1	6
1	8	7	6	4	3	5	2	9
6	9	5	2	1	7	4	8	3

Puzzle # 3

1	5	8	6	2	7	3	9	4
7	9	6	5	4	3	1	8	2
4	2	3	9	1	8	5	7	6
3	4	1	2	5	9	8	6	7
6	7	9	8	3	1	4	2	5
5	8	2	7	6	4	9	1	3
2	3	4	1	8	6	7	5	9
8	6	7	3	9	5	2	4	1
9	1	5	4	7	2	6	3	8

Puzzle # 4

4	1	5	3	8	7	9	2	6
3	6	2	4	5	9	1	7	8
9	8	7	2	6	1	4	5	3
6	3	8	1	7	5	2	4	9
2	5	9	8	4	3	6	1	7
1	7	4	9	2	6	3	8	5
5	4	3	7	9	2	8	6	1
7	2	1	6	3	8	5	9	4
8	9	6	5	1	4	7	3	2

Puzzle # 5

6	5	2	9	7	4	8	1	3
4	1	3	8	2	6	7	5	9
9	8	7	3	5	1	4	2	6
8	6	4	7	9	5	1	3	2
3	7	1	2	6	8	5	9	4
5	2	9	4	1	3	6	8	7
1	3	8	6	4	9	2	7	5
7	9	6	5	8	2	3	4	1
2	4	5	1	3	7	9	6	8

Puzzle # 6

7	3	1	6	4	9	2	5	8
8	2	6	7	1	5	9	4	3
4	9	5	8	3	2	7	6	1
3	1	9	4	8	7	6	2	5
5	4	2	9	6	1	8	3	7
6	7	8	2	5	3	1	9	4
2	6	4	5	7	8	3	1	9
1	5	7	3	9	6	4	8	2
9	8	3	1	2	4	5	7	6

Puzzle # 7

1	4	5	9	7	2	8	3	6
3	2	9	6	5	8	4	1	7
8	7	6	4	1	3	9	2	5
9	8	7	1	3	4	6	5	2
6	5	3	8	2	7	1	9	4
4	1	2	5	6	9	3	7	8
5	3	4	2	9	6	7	8	1
2	9	8	7	4	1	5	6	3
7	6	1	3	8	5	2	4	9

Puzzle # 8

9	7	3	5	2	6	4	8	1
2	4	1	9	7	8	3	6	5
5	8	6	1	4	3	7	2	9
8	3	7	4	6	5	9	1	2
6	9	5	3	1	2	8	7	4
1	2	4	8	9	7	6	5	3
7	1	9	6	5	4	2	3	8
3	5	2	7	8	9	1	4	6
4	6	8	2	3	1	5	9	7

Puzzle # 9

5	4	6	2	9	8	7	3	1
7	8	9	1	3	4	5	2	6
1	2	3	6	7	5	4	9	8
8	1	7	3	4	9	2	6	5
2	3	5	8	6	7	1	4	9
6	9	4	5	2	1	3	8	7
9	5	2	7	8	3	6	1	4
3	7	8	4	1	6	9	5	2
4	6	1	9	5	2	8	7	3

Puzzle # 10

1	7	9	6	8	2	5	4	3
2	8	5	7	4	3	6	1	9
6	3	4	5	1	9	2	8	7
8	9	1	2	3	4	7	6	5
5	4	7	9	6	1	8	3	2
3	6	2	8	7	5	4	9	1
4	1	6	3	2	7	9	5	8
7	5	8	1	9	6	3	2	4
9	2	3	4	5	8	1	7	6

Puzzle # 11

6	3	5	8	4	7	9	1	2
8	4	1	2	9	5	3	7	6
7	9	2	6	3	1	5	4	8
2	1	4	9	7	3	8	6	5
5	7	6	1	2	8	4	3	9
3	8	9	4	5	6	1	2	7
1	5	3	7	6	9	2	8	4
9	2	7	3	8	4	6	5	1
4	6	8	5	1	2	7	9	3

Puzzle # 12

1	6	9	2	5	8	7	4	3
7	8	2	4	6	3	9	5	1
3	4	5	1	7	9	6	8	2
8	3	1	9	4	5	2	6	7
6	2	4	7	8	1	3	9	5
5	9	7	6	3	2	8	1	4
2	7	8	5	1	6	4	3	9
4	5	3	8	9	7	1	2	6
9	1	6	3	2	4	5	7	8

Puzzle # 13

8	1	7	6	9	5	4	3	2
6	9	4	2	3	7	1	8	5
2	3	5	8	1	4	6	9	7
4	7	9	3	2	6	8	5	1
3	5	2	1	7	8	9	6	4
1	8	6	4	5	9	2	7	3
7	2	3	9	6	1	5	4	8
5	6	8	7	4	2	3	1	9
9	4	1	5	8	3	7	2	6

Puzzle # 14

3	9	4	7	2	6	5	1	8
6	8	7	9	1	5	3	4	2
1	5	2	3	8	4	9	6	7
9	7	3	6	5	8	4	2	1
8	4	5	2	3	1	7	9	6
2	6	1	4	7	9	8	3	5
4	1	8	5	9	2	6	7	3
5	3	9	1	6	7	2	8	4
7	2	6	8	4	3	1	5	9

Puzzle # 15

3	1	6	2	5	8	4	7	9
7	2	5	3	9	4	6	1	8
4	8	9	1	6	7	3	2	5
1	9	4	8	2	3	7	5	6
5	3	8	7	1	6	9	4	2
6	7	2	5	4	9	1	8	3
2	6	7	9	8	1	5	3	4
9	5	3	4	7	2	8	6	1
8	4	1	6	3	5	2	9	7

Puzzle # 16

7	1	8	9	5	4	3	2	6
2	9	5	8	6	3	7	1	4
4	3	6	2	7	1	8	5	9
6	5	4	7	3	2	1	9	8
3	8	7	5	1	9	6	4	2
1	2	9	6	4	8	5	7	3
5	6	2	3	9	7	4	8	1
8	4	3	1	2	5	9	6	7
9	7	1	4	8	6	2	3	5

Puzzle # 17

1	7	4	9	3	2	8	6	5
9	3	6	1	8	5	7	2	4
5	2	8	4	6	7	1	9	3
7	9	5	6	1	4	3	8	2
8	6	2	5	7	3	9	4	1
4	1	3	2	9	8	5	7	6
2	8	1	7	5	6	4	3	9
3	4	9	8	2	1	6	5	7
6	5	7	3	4	9	2	1	8

Puzzle # 18

6	8	2	1	4	3	7	9	5
4	3	7	6	9	5	8	2	1
1	5	9	7	2	8	3	4	6
3	2	8	5	6	9	1	7	4
9	4	6	3	1	7	5	8	2
7	1	5	4	8	2	9	6	3
8	7	1	2	5	4	6	3	9
5	9	4	8	3	6	2	1	7
2	6	3	9	7	1	4	5	8

Puzzle # 19

8	4	3	1	9	2	6	5	7
1	2	9	5	7	6	3	8	4
6	5	7	3	8	4	9	1	2
4	9	5	6	2	1	7	3	8
2	6	8	7	4	3	1	9	5
7	3	1	9	5	8	4	2	6
3	1	4	2	6	5	8	7	9
9	8	2	4	3	7	5	6	1
5	7	6	8	1	9	2	4	3

Puzzle # 20

9	7	1	5	8	4	6	3	2
4	6	8	9	3	2	5	1	7
3	2	5	1	6	7	4	9	8
1	4	7	8	2	3	9	6	5
5	9	2	6	7	1	8	4	3
8	3	6	4	5	9	2	7	1
6	1	3	2	4	8	7	5	9
2	5	9	7	1	6	3	8	4
7	8	4	3	9	5	1	2	6

Puzzle # 21

9	4	8	3	1	6	5	2	7
1	3	5	7	9	2	4	6	8
2	6	7	5	4	8	3	1	9
4	8	1	9	3	5	6	7	2
5	2	3	1	6	7	8	9	4
7	9	6	8	2	4	1	5	3
6	5	4	2	8	9	7	3	1
3	7	2	4	5	1	9	8	6
8	1	9	6	7	3	2	4	5

Puzzle # 22

5	4	2	8	9	3	7	1	6
9	6	8	1	2	7	3	4	5
7	1	3	5	4	6	2	9	8
1	5	6	2	7	4	9	8	3
2	3	4	9	8	1	6	5	7
8	7	9	3	6	5	1	2	4
4	8	1	7	3	2	5	6	9
6	2	7	4	5	9	8	3	1
3	9	5	6	1	8	4	7	2

Puzzle # 23

9	5	7	8	3	1	6	4	2
2	6	4	7	9	5	8	1	3
8	3	1	6	4	2	5	7	9
1	4	3	5	6	7	2	9	8
6	2	8	9	1	3	4	5	7
7	9	5	4	2	8	1	3	6
4	7	9	2	5	6	3	8	1
5	1	2	3	8	9	7	6	4
3	8	6	1	7	4	9	2	5

Puzzle # 24

6	3	9	5	2	8	7	1	4
7	8	2	3	4	1	6	9	5
1	4	5	6	9	7	2	3	8
9	5	6	1	3	4	8	7	2
4	7	1	2	8	9	3	5	6
3	2	8	7	6	5	9	4	1
8	6	7	4	1	3	5	2	9
2	1	3	9	5	6	4	8	7
5	9	4	8	7	2	1	6	3

Puzzle # 25

4	5	3	2	9	8	7	1	6
1	9	8	7	3	6	4	2	5
2	7	6	4	5	1	8	9	3
9	4	5	8	6	2	1	3	7
7	3	2	1	4	5	6	8	9
8	6	1	9	7	3	5	4	2
3	2	7	6	1	4	9	5	8
5	1	9	3	8	7	2	6	4
6	8	4	5	2	9	3	7	1

Puzzle # 26

5	2	8	4	6	7	1	9	3
4	3	9	2	1	8	7	5	6
1	7	6	3	5	9	8	4	2
6	9	7	1	3	5	2	8	4
3	1	5	8	2	4	9	6	7
2	8	4	7	9	6	3	1	5
8	6	1	5	7	2	4	3	9
7	5	3	9	4	1	6	2	8
9	4	2	6	8	3	5	7	1

Puzzle # 27

2	1	4	9	6	8	7	3	5
7	3	6	4	1	5	2	8	9
9	5	8	3	7	2	1	6	4
1	4	9	5	2	6	3	7	8
3	8	5	7	9	1	6	4	2
6	2	7	8	3	4	9	5	1
5	7	3	1	4	9	8	2	6
8	9	2	6	5	3	4	1	7
4	6	1	2	8	7	5	9	3

Puzzle # 28

2	1	5	9	3	8	6	7	4
3	9	4	7	6	5	8	2	1
8	7	6	2	1	4	3	5	9
9	3	7	1	4	2	5	8	6
4	8	2	5	9	6	7	1	3
6	5	1	8	7	3	9	4	2
7	6	8	3	2	1	4	9	5
1	4	9	6	5	7	2	3	8
5	2	3	4	8	9	1	6	7

Puzzle # 29

1	5	4	6	7	8	2	9	3
6	3	2	9	1	4	5	7	8
7	8	9	3	5	2	6	4	1
8	6	7	1	2	5	4	3	9
2	9	1	4	6	3	8	5	7
3	4	5	7	8	9	1	6	2
4	7	8	2	3	6	9	1	5
5	1	6	8	9	7	3	2	4
9	2	3	5	4	1	7	8	6

Puzzle # 30

8	7	2	9	1	6	3	4	5
6	9	4	3	7	5	8	2	1
1	5	3	2	8	4	9	6	7
2	3	5	6	9	7	4	1	8
7	4	1	5	3	8	6	9	2
9	8	6	1	4	2	7	5	3
5	6	8	4	2	3	1	7	9
3	2	9	7	6	1	5	8	4
4	1	7	8	5	9	2	3	6

Puzzle # 31

1	6	4	9	5	7	3	8	2
8	3	9	6	4	2	5	1	7
5	7	2	3	8	1	6	9	4
6	9	7	5	3	4	1	2	8
3	1	8	7	2	9	4	5	6
4	2	5	1	6	8	7	3	9
2	5	1	4	9	6	8	7	3
9	4	3	8	7	5	2	6	1
7	8	6	2	1	3	9	4	5

Puzzle # 32

9	6	4	2	7	5	8	1	3
3	2	1	4	9	8	5	7	6
5	7	8	6	3	1	9	2	4
6	4	3	5	8	7	2	9	1
2	5	9	1	4	6	7	3	8
1	8	7	9	2	3	4	6	5
8	1	6	7	5	9	3	4	2
4	9	5	3	6	2	1	8	7
7	3	2	8	1	4	6	5	9

Puzzle # 33

8	9	3	2	4	1	5	7	6
6	1	2	7	5	9	3	8	4
4	7	5	8	6	3	2	1	9
5	6	4	9	1	7	8	2	3
1	3	9	4	8	2	6	5	7
7	2	8	5	3	6	9	4	1
3	8	1	6	2	4	7	9	5
9	5	6	1	7	8	4	3	2
2	4	7	3	9	5	1	6	8

Puzzle # 34

5	7	2	1	6	4	8	9	3
4	9	3	5	8	7	2	1	6
1	8	6	3	2	9	5	7	4
6	4	1	2	5	3	9	8	7
8	3	9	7	1	6	4	2	5
7	2	5	4	9	8	6	3	1
2	5	7	8	4	1	3	6	9
3	6	8	9	7	5	1	4	2
9	1	4	6	3	2	7	5	8

Puzzle # 35

2	6	1	5	3	8	7	4	9
7	4	5	9	2	6	8	1	3
9	8	3	4	1	7	2	5	6
4	7	9	6	8	5	1	3	2
3	5	2	1	9	4	6	8	7
6	1	8	3	7	2	4	9	5
1	9	7	2	4	3	5	6	8
5	2	4	8	6	9	3	7	1
8	3	6	7	5	1	9	2	4

Puzzle # 36

7	8	4	2	3	1	6	9	5
6	2	1	7	5	9	4	8	3
5	9	3	4	6	8	1	2	7
3	4	8	1	2	7	5	6	9
9	1	6	5	8	3	7	4	2
2	7	5	9	4	6	3	1	8
1	6	7	3	9	2	8	5	4
4	3	2	8	1	5	9	7	6
8	5	9	6	7	4	2	3	1

Puzzle # 37

9	8	7	5	4	6	2	3	1
5	1	2	9	3	7	4	6	8
6	4	3	8	1	2	5	9	7
8	5	4	1	7	3	9	2	6
2	6	9	4	8	5	7	1	3
3	7	1	6	2	9	8	5	4
4	3	5	2	6	8	1	7	9
7	2	8	3	9	1	6	4	5
1	9	6	7	5	4	3	8	2

Puzzle # 38

1	4	8	7	6	9	3	2	5
5	3	6	1	8	2	7	9	4
9	7	2	3	5	4	8	6	1
4	8	5	6	2	3	9	1	7
3	2	1	4	9	7	5	8	6
6	9	7	5	1	8	2	4	3
8	5	4	2	7	6	1	3	9
2	1	3	9	4	5	6	7	8
7	6	9	8	3	1	4	5	2

Puzzle # 39

5	7	9	1	4	2	6	3	8
6	1	4	3	8	9	7	5	2
8	2	3	7	5	6	4	9	1
7	8	2	4	3	1	5	6	9
9	4	5	2	6	8	1	7	3
3	6	1	9	7	5	2	8	4
4	5	8	6	2	3	9	1	7
1	3	7	5	9	4	8	2	6
2	9	6	8	1	7	3	4	5

Puzzle # 40

9	2	1	4	8	7	6	5	3
7	8	5	3	2	6	1	9	4
3	4	6	9	5	1	8	2	7
4	5	8	7	3	9	2	1	6
6	3	9	8	1	2	7	4	5
2	1	7	5	6	4	3	8	9
5	9	2	6	7	8	4	3	1
1	6	4	2	9	3	5	7	8
8	7	3	1	4	5	9	6	2

Color Me In

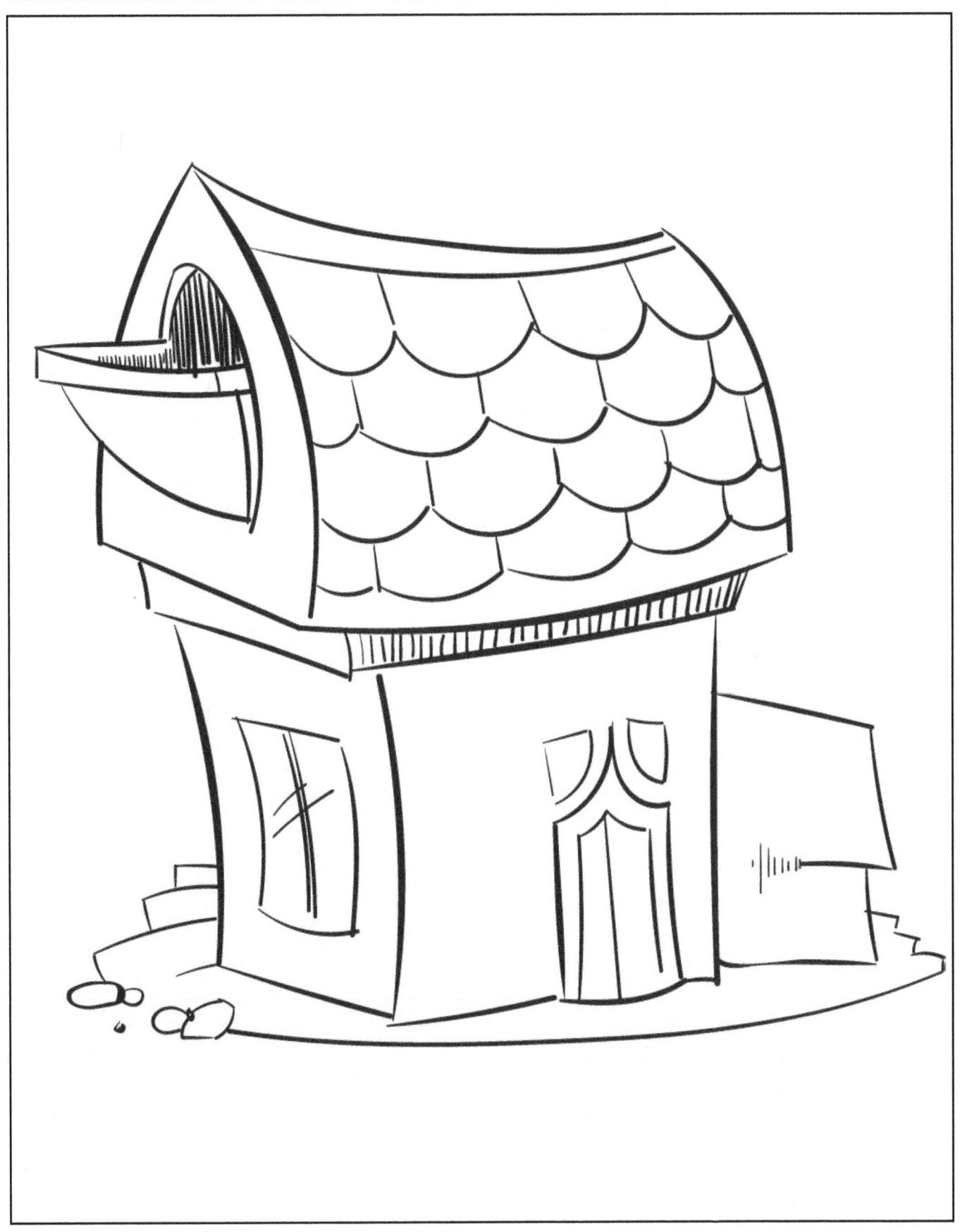

Color Me In

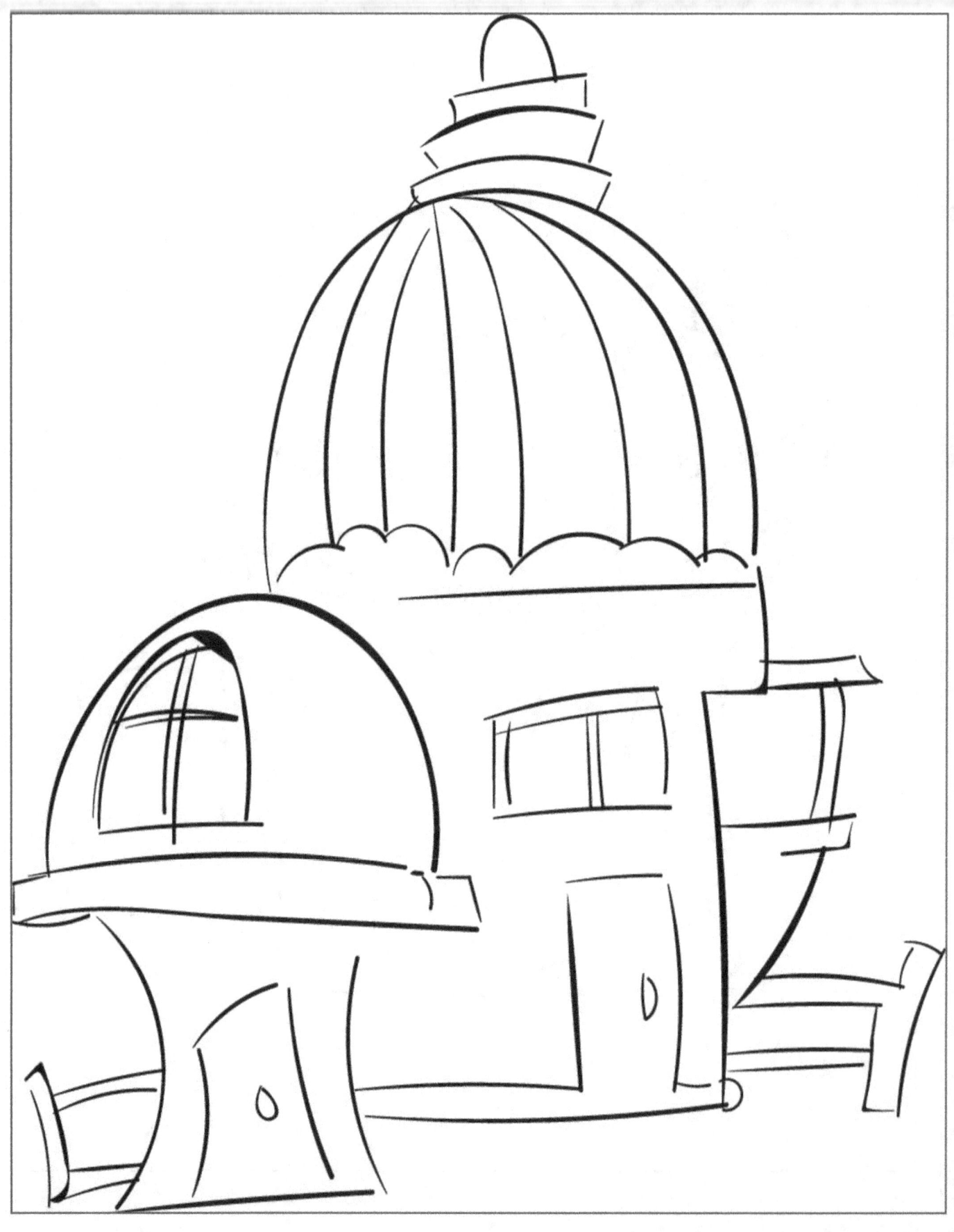

Color Me In

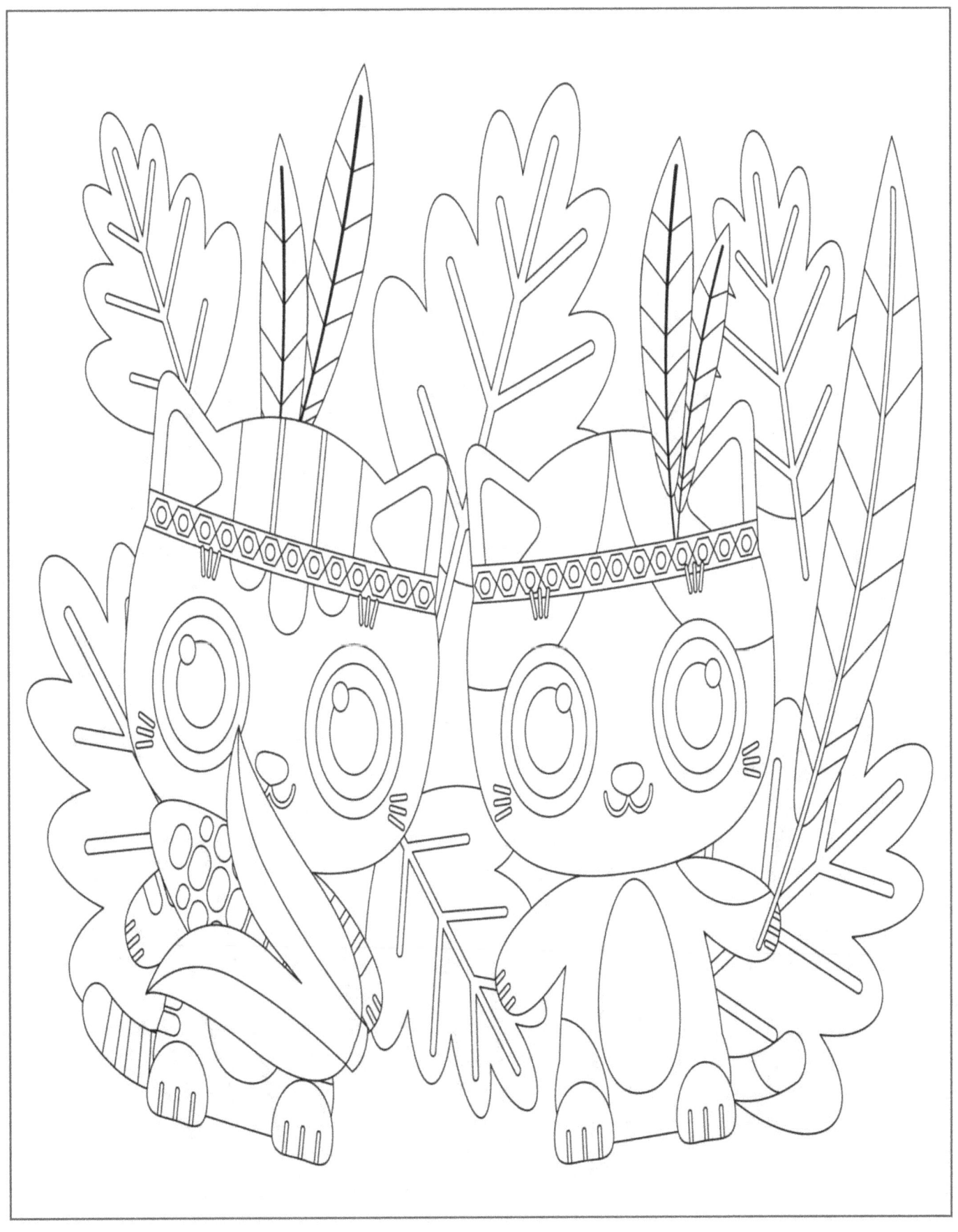

Color Me In

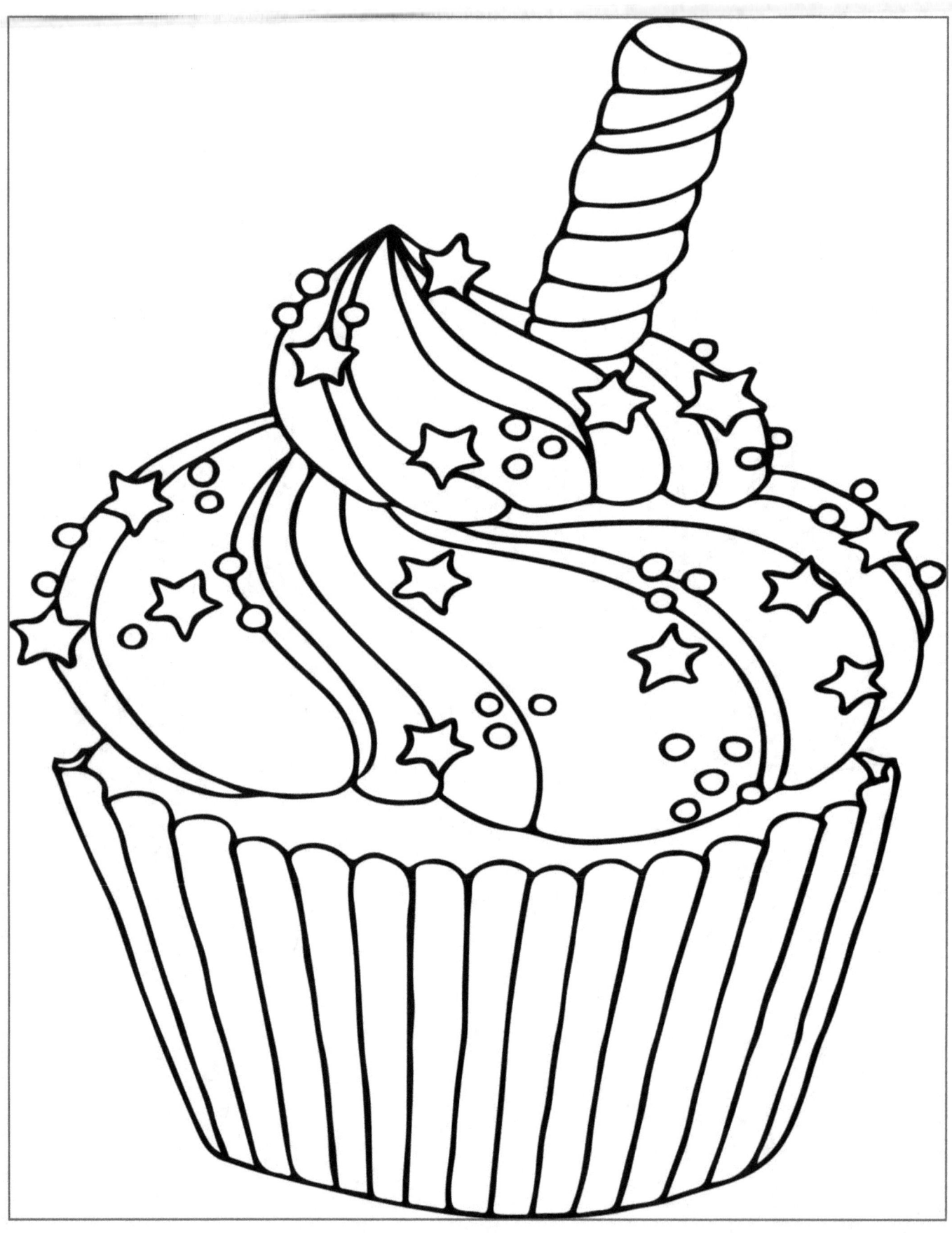

Color Me In

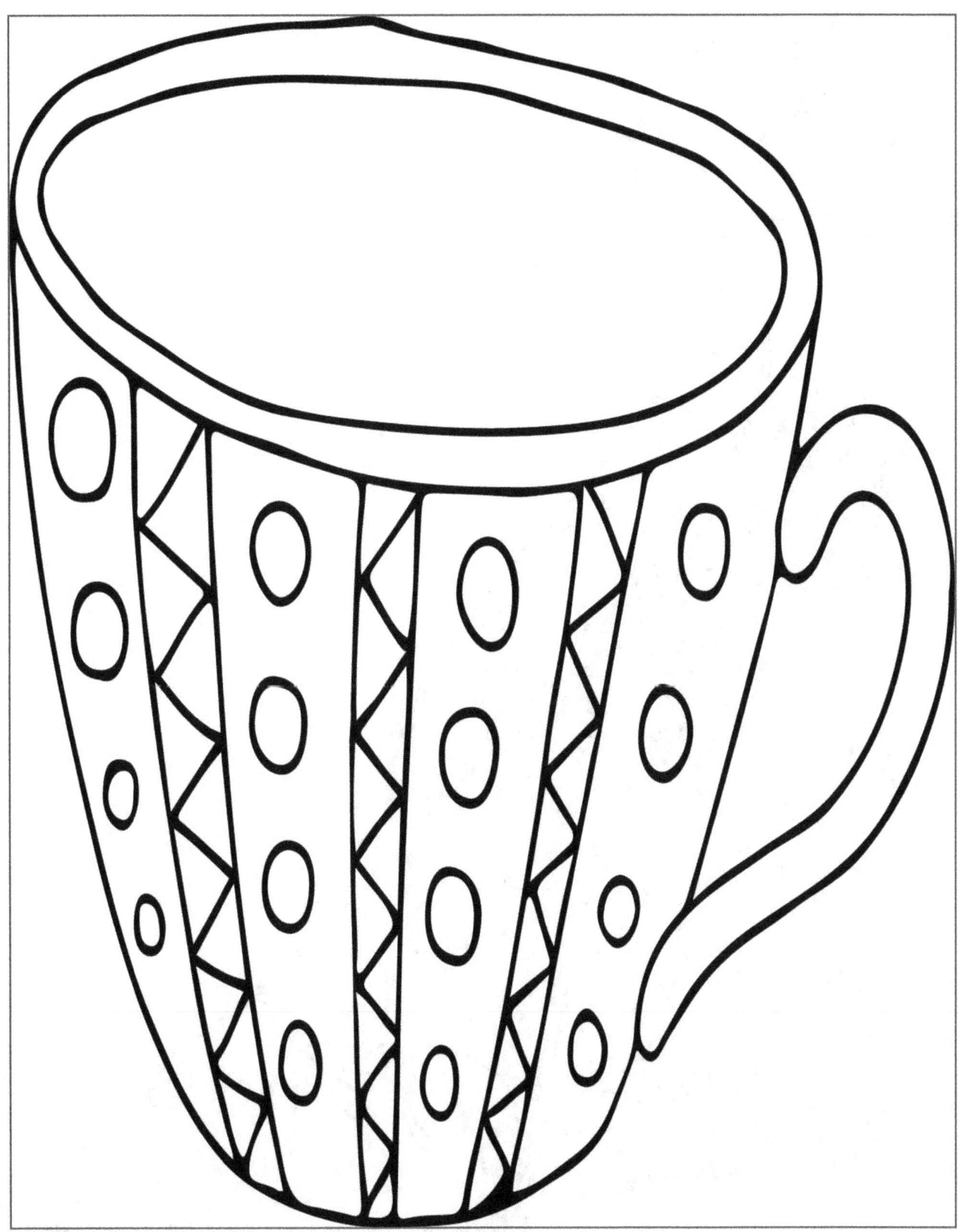

Color Me In

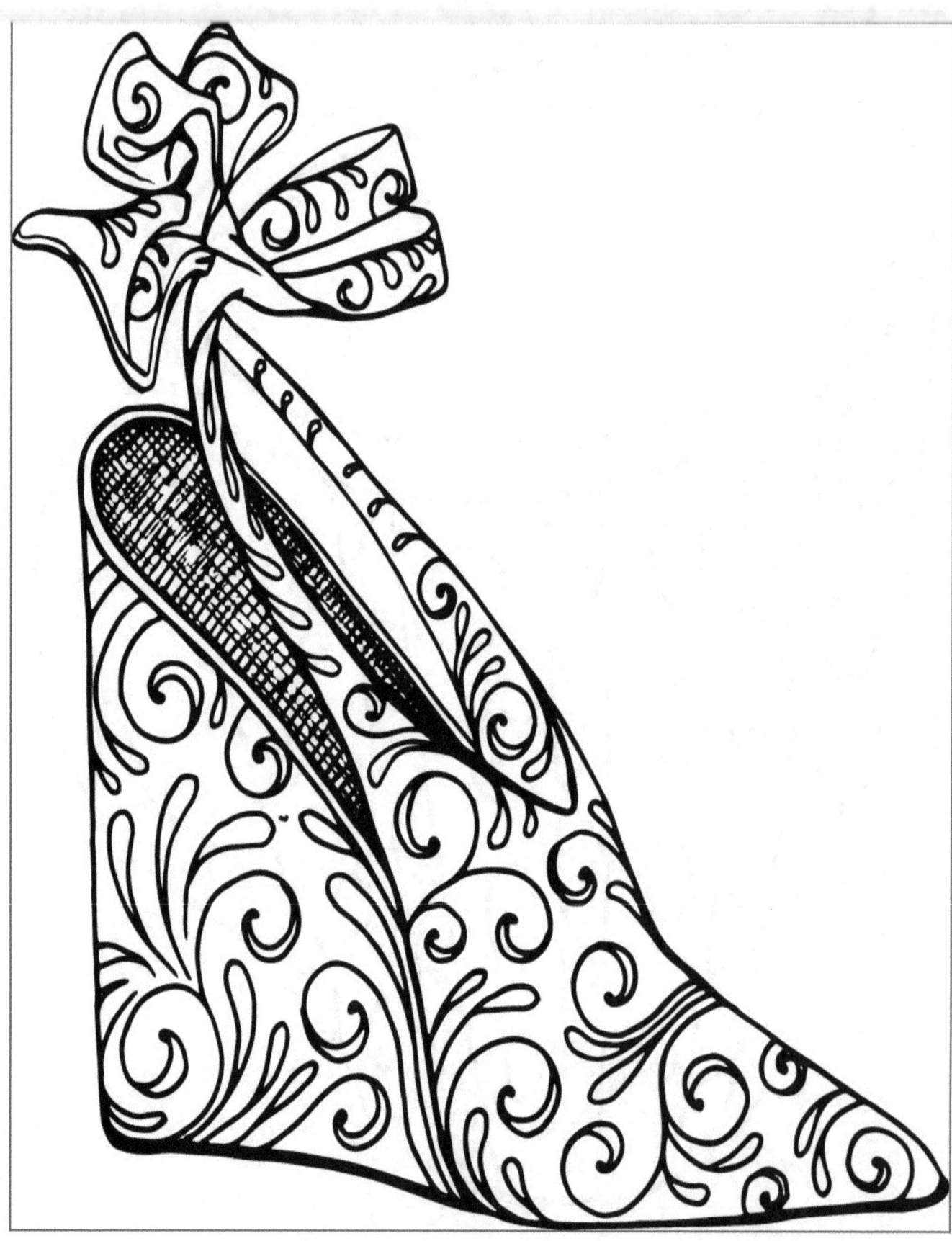

Wrap the kids up in toilet paper, mummy-style, and see how far they can walk.

What do I need to do this activity?	Notes

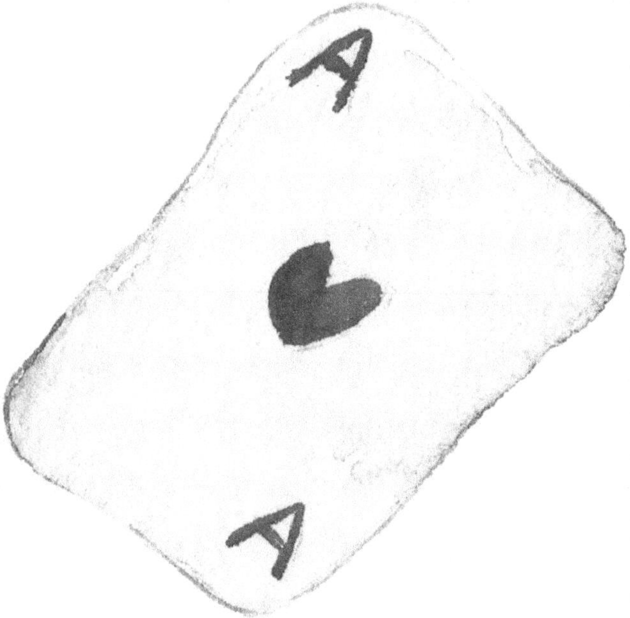

Organize a massive water gun battle.

What do I need to do this activity?	Notes

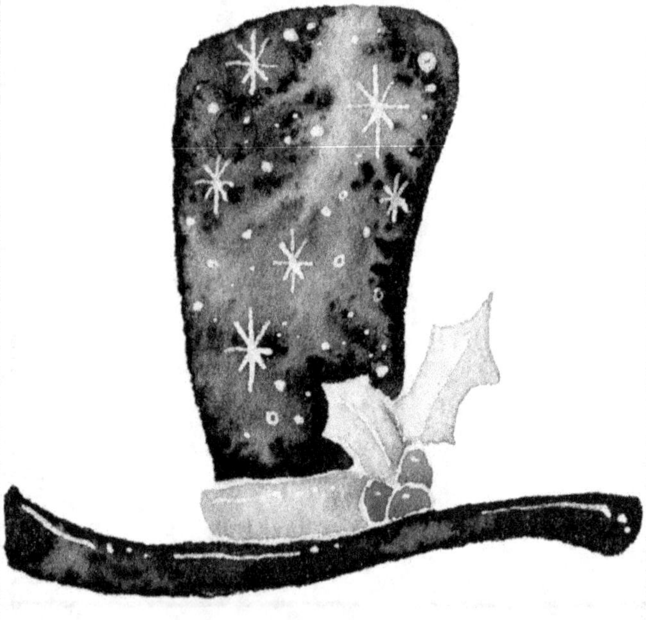

Color Me In

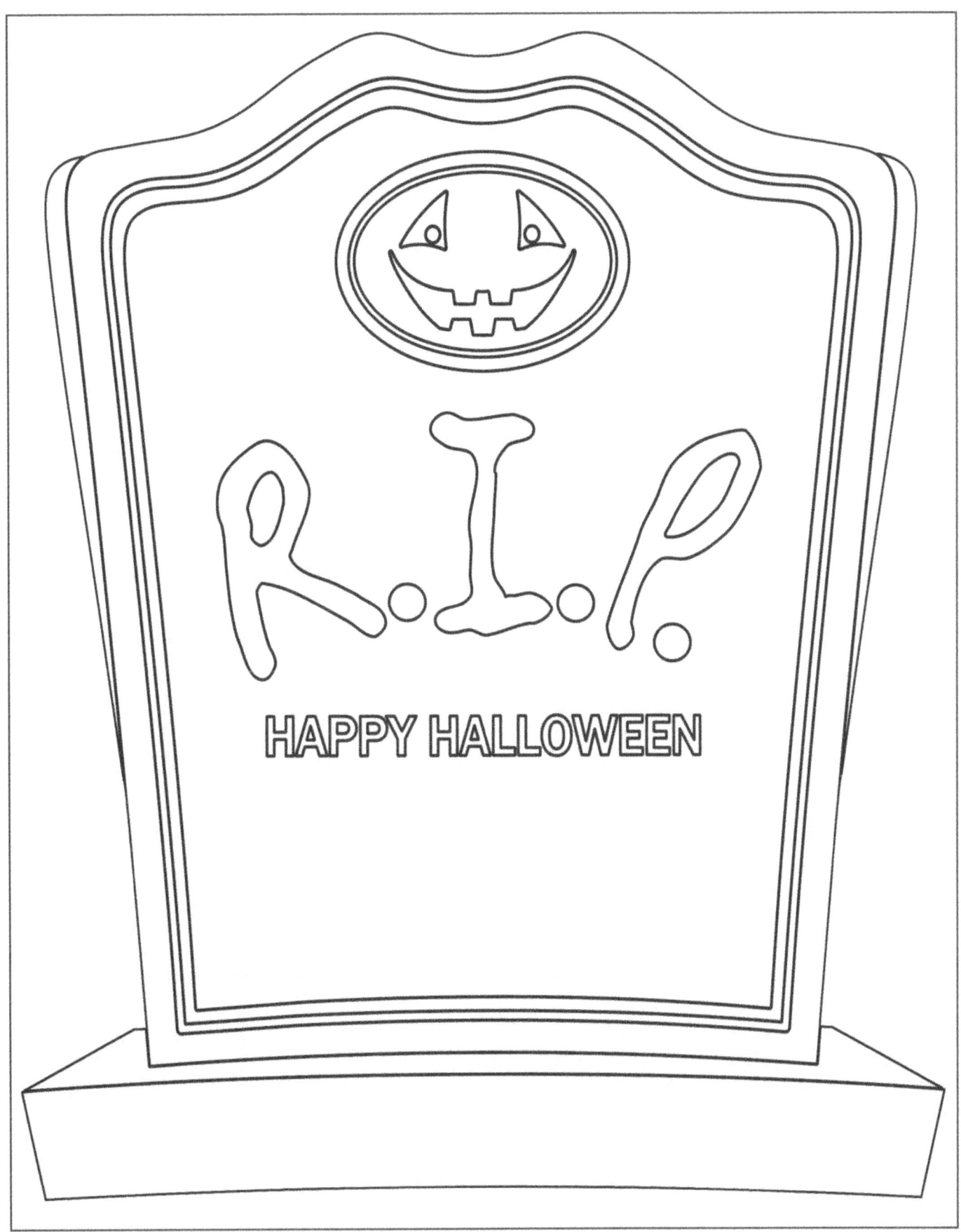

www.ingramcontent.com/pod-product-compliance
Lightning Source LLC
LaVergne TN
LVHW060314080526
838202LV00053B/4329